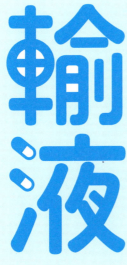

輸液の違いがわかる！ナースのメモ帳

薬剤師さんと一緒に作った輸液のハンドブック

著　はっしー
　　大田和季

まえがき
〜 構成とこだわりポイント 〜

　輸液の学習は奥が深く、細部まで取り上げると、300〜400ページは必要になります。しかし、初めて輸液を勉強する人が、そんなボリューム満点の本を読んでも「知りたい輸液」にたどり着く前に挫折してしまいます。

　本書は「輸液の違いを最短で学ぶ」ことを目指して、要点を絞り新人看護師でも理解しやすい内容と、読み切れるページ数にまとめました。

　以下、具体的な構成内容や、こだわりポイントを紹介していきます。

すべて2ページ以内に完結

　文章が長くなると、前後の文脈を追うことが難しくなるため、内容を理解するのも難しくなります。本書はどのページを見ても、見開き（左右のページ）で1つの項目が完結するため、すぐに全体像を把握することができます。たくさんのイラストに加えて、文章を短くまとめることで、読者の集中力を切らさないように工夫しました。

前半の章を読めば輸液の違いがわかる

　輸液製剤の説明は、第1章から第3章までに完結するため、時間がない人でも前半の章を読むだけで「知りたい輸液」にたどり着くことができます。

　第4章から第7章までは、CVカテーテルの輸液ラインや、輸液に混注するときに注意すべき薬剤、輸液と配合変化を起こしやすい薬剤などをまとめています。

事故を防ぎ自分を守る

　施設によって異なりますが、看護師は輸液の投与・調整・交換などを行います。静脈から投与される輸液は、経口薬よりも即効性があるため、取り扱い時は特に注意が必要です。医療事故が起こった際は、輸液を管理していた看護師の責任が問われる可能性もあります。輸液の特徴や注意点を学ぶことは、患者さんを守ること、何より自分自身を守るために必要なことです。

こだわりポイント①：右上にプログレスバーを設置

　プログレス（progress：前進）バー（bar：棒）は「学習状況を見える化」したものです。「いま自分はどれくらい本を読み進めているのか？」や、「あとどれくらいで、この章が終わるのか？」などを把握することができます。自分の現在地を知ることで、ゴールまでの距離がわかり、勉強のモチベーションが上がります。まずは右上を見ながら、パラパラとページをめくってみましょう。

こだわりポイント②：チェックリストと輸液製剤まとめ

　各章のはじめにチェックリストを設置することで、集中して読むべきページを先に知ることができます。チェックリストの下には、その章で扱う輸液製剤を一覧でまとめているため、代表的な輸液や同じ分類の輸液がすぐにわかります。詳細は「本書の使い方：p.10」をご参照ください。

こだわりポイント③：職場の休憩室で読めるサイズ

　仕事で疲れたあとに、家で勉強する体力は残っていないかもしれません…。
　帰宅後は、SNSなど多くの誘惑もあり「勉強するはずだったのに、関係ないYouTubeを2時間も見てしまった…」など、なかなか勉強が進まないことも多いです。そこで、おすすめなのが「仕事の休憩時間」を活用することです。本書は、5分もあれば2ページ読める内容にまとめています。軽くて持ち運びやすいサイズなので、家で勉強に集中できない人は、職場の休憩室を有効活用してみてください。たった5分でも、毎日続けると「1カ月で2時間半」になり「1年で30時間」になります。計算してみると、意外とたくさんの時間になりますね。2時間半も勉強すると、本書の半分程度は読み通すことができます。

　「本書を読み終えたあとの勉強方法」は p.152 で、こだわりポイントの細かい説明は「あとがき 〜 ゲーミフィケーションを活用する 〜」(p.154) にまとめています。
　興味があればぜひ読んでみてください。

2025年1月　　　　　　　　　　　　　　著者　はっしー & 大田和季

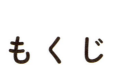
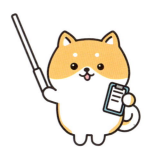

まえがき …………… 2
本書の使い方 ……… 10

第1章 電解質輸液と水分補充液

❶ 最初に学ぶべき3つの輸液 …………………………… 14
　生理食塩液、5％ブドウ糖液、3号液

❷ 輸液が運ばれる3つの空間 …………………………… 16
　細胞、間質、血管への分布

❸ 生理食塩液の働き ……………………………………… 18
　細胞外液だけを補充する輸液

❹ 誤解されやすい5％ブドウ糖液 ……………………… 20
　目的はブドウ糖ではなく水分の補給

❺ 使用頻度が高い3号液 ………………………………… 22
　ソルデム3A、ソリタ-T3号、KN3号など

❻ 1号液の特徴と3号液との違い ……………………… 24
　ソルデム1、ソリタ-T1号、KN1号など

❼ 1号液から4号液までの違い ………………………… 26
　覚えるポイントは2つだけ

まとめ ……………………………………………………… 28

column 輸液製剤はカクテル？ ………………………… 36

第 2 章　細胞外液補充液

❶生理食塩液の注意点 ⋯⋯⋯⋯⋯⋯⋯⋯⋯⋯⋯⋯ 40
電解質組成とアシドーシス

❷リンゲル液の全体像 ⋯⋯⋯⋯⋯⋯⋯⋯⋯⋯⋯⋯ 42
ラクテック、ソルアセト F、ビカネイトなど

❸嘔吐で使う輸液、下痢で使う輸液 ⋯⋯⋯⋯⋯⋯ 44
酸塩基平衡の視点で考えてみる

番外編 膠質液と人工膠質液 ⋯⋯⋯⋯⋯⋯⋯⋯⋯ 46
アルブミン、ボルベン 6%、低分子デキストラン L など

まとめ ⋯⋯⋯⋯⋯⋯⋯⋯⋯⋯⋯⋯⋯⋯⋯⋯⋯⋯⋯ 48

column 乳酸リンゲル液と酢酸リンゲル液はどう違う？ ⋯⋯ 58

第 3 章　栄養輸液

❶末梢静脈栄養（PPN）輸液 ⋯⋯⋯⋯⋯⋯⋯⋯⋯ 62
ビーフリード、パレプラス、エネフリードなど

❷中心静脈栄養（TPN）輸液 ⋯⋯⋯⋯⋯⋯⋯⋯⋯ 64
ハイカリック、フルカリック、エルネオパ NF など

❸脂肪乳剤 ⋯⋯⋯⋯⋯⋯⋯⋯⋯⋯⋯⋯⋯⋯⋯⋯ 66
イントラリポス、エネフリード、ミキシッドなど

❹アミノ酸輸液の違い ⋯⋯⋯⋯⋯⋯⋯⋯⋯⋯⋯⋯ 68
アミパレン、アミノレバン、キドミン、ネオアミユーなど

番外編 リフィーディング症候群 ⋯⋯⋯⋯⋯⋯⋯⋯ 70
低 BMI、長期間の絶食、電解質異常などで注意

まとめ ⋯⋯⋯⋯⋯⋯⋯⋯⋯⋯⋯⋯⋯⋯⋯⋯⋯⋯⋯ 72

column 栄養輸液を食事にたとえると？ ⋯⋯⋯⋯⋯⋯ 84

第4章 CVカテーテル（CVC）の仕組みと輸液ライン

❶ CVCの構造と役割 88
トリプルルーメンの場合

❷ CVCの挿入部位と解剖 90
中心静脈ってどの血管？

❸ CVCとPICCの違い 92
それぞれの長所と短所を比較

❹ 輸液フィルターの役割と注意点 94
フィルターで除去できるもの、除去できないもの

column なんでフィルターの通過が問題となるの？ 96

第5章 輸液混注時に注意する薬剤

❶ インスリン製剤 100
ヒューマリンR、ノボリンRなど

❷ カリウム製剤混注時の注意 102
KCL、アスパラカリウムなど

❸ 3%食塩液の特徴 104
生理食塩液と10%食塩液

column 輸液のゴム栓って絶対消毒しなくちゃいけないの？ 106

7

第6章 配合変化に注意する薬剤

❶ セフトリアキソン ······ 110
主な商品名：ロセフィン

❷ オメプラゾール ······ 112
主な商品名：オメプラール

❸ 含糖酸化鉄 ······ 113
主な商品名：フェジン

❹ アミオダロン ······ 114
主な商品名：アンカロン

❺ ナファモスタット ······ 115
主な商品名：フサン

column「配合変化する／しない」はどうやって調べるの？ ······ 116

第7章 輸液・輸血関連の疑問

❶ 滴下速度の計算方法は？ ······ 120
簡易計算と輸液セット別の滴下数早見表

❷ 血管痛や静脈炎が起こりやすい輸液は？ ······ 122
ビーフリード、パレプラスなど

❸ アルブミン「5％製剤」と「25％製剤」の違いは？ ······ 124
等張製剤と高張製剤の使い分け

❹ 輸血のときに別ルートを確保するのはなぜ？ ······ 126
輸血も配合変化に注意する

column バンコマイシンに関する「これなんで？」 ······ 128

巻末資料

・輸液製剤一覧①主な低張電解質輸液（1～4号液）の種類 ···· 132
・輸液製剤一覧②主な糖類輸液の種類 ························· 133
・輸液製剤一覧③主な浸透圧利尿薬の種類 ················· 133
・輸液製剤一覧④主なリンゲル液、人工膠質液の種類 ······ 134
・輸液製剤一覧⑤主な栄養輸液の種類 ····················· 135
・配合変化が起こりやすい注射薬の代表例 ················· 136
・配合変化が起こりやすい輸液・注射薬の代表例 ··········· 137
・添付文書で「投与にかける時間」に指定がある薬剤例 ····· 138
・代表的な抗菌薬（注射薬・静注液）：略語まとめ ··········· 140
・輸液・注射・ルート関連の略語一覧 ······················· 142
・代表的な輸液製剤：名前の由来まとめ ···················· 143
・プリセプター・新人指導者用 全章のチェックリスト ········· 144

索引 ··· 146
本書を読み終えたあとの勉強方法 ······························· 152
あとがき ··· 154
著者紹介 ··· 157

もくじに登場しない輸液も、第1～3章の「まとめ」や「巻末資料」で取り上げています。

・本書は各輸液製剤の特徴を整理して学習することを目的にまとめたものであり、各輸液製剤の情報を網羅するものではありません。本書の編集・制作に際しては、最新の情報に基づき正確を期すよう努めていますが、本書に記載した医薬品を使用する場合は、最新の情報を必ず確認してください。本書の記載内容による不測の事故等に対して、執筆者ならびに出版社はその責任を負いかねます。
・臨床では添付文書の適応とは異なる処方や指示が行われます。本書には添付文書やインタビューフォーム、ガイドラインに沿った情報を中心に記載しているため、処方や指示に関する不明点は処方医・担当薬剤師にご確認ください。
・本書に記載している用法用量は原則として成人を対象にしたものです。
・本書では初学者の抵抗感を減らすため、薬剤名の塩基などの表記を省略しています。
・薬剤の適応、用法用量は、本質を損なわない形で省略しています。
・本書に記載した商品名などは各社の商標、登録商標です。本書ではTM、®の表記を省略しています。また、商品名の剤形を示す「輸液」「注」などは、読みやすさを考慮して省略しております。
・本書の情報は2025年1月現在のものです。

本書の使い方①

　各章の初めと終わりにチェックリストを用意しました。
「すでに知っている、理解している」項目に関しては、左のチェック項目に
☑をつけていきます。チェック項目は再読用も含めて2つあります。どんどん書き込みましょう。

チェックマークが付かなかった項目は、その章で重点的に学ぶべき内容です。
ほかの項目よりも集中して読んでみましょう。

すべての項目にチェックマークが付いた人は「見落としている情報はないか？」
「新しい発見はないか？」を意識しながら読むと理解が深まります。

すでに
知っている項目に
チェックを
つけていく

チェックが
つかなかった項目を
重点的に読む

各章で登場する主
な輸液や専門用語
を把握できる

第1章で学ぶ内容をチェック

☐☐ 生理食塩液の役割がわかる（▶p.18）

☐☐ 5%ブドウ糖液の役割がわかる（▶p.20）

☐☐ 3号液の役割がわかる（▶p.22）

☐☐ 3号液と1号液の違いがわかる（▶p.24）

☐☐ 1号液から4号液までの違いがわかる（▶p.26）

すでに知っている項目に☐をつけていくと、
学習状況を把握することができます

この章で扱う輸液例

生理食塩液、5%ブドウ糖液、ソルデム1、ソルデム2、ソルデム3A、
ソルデム3AG、ソルデム3PG、ソルデム6、ソリタ-T1号、ソリタ-T2号、
ソリタ-T3号、ソリタ-T3号G、ソリタ-T4号、ソリタックス-H、KN1号、
KN2号、KN3号、KNMG3号、KN4号 など

本書の使い方②

章の終わりに、学んだ内容を確認します。理解できた項目にはチェックマークを付けることで、学習の理解度を把握できます。

もしチェックマークが付かない項目があれば、次の章に進む前に、該当ページに戻って再読してみましょう。ほかの項目と読み比べることで理解しやすくなるときもあります。再読時は、最初に読むときよりも短い時間で読み切れます。

すべての項目に☑が付いたら、次の章に進みましょう。

理解できた
項目すべてに
チェックマークを
つける

次章に進む前に
復習する項目

引用・参考文献を
確認

第1章で学んだ内容を確認

☐☐ 生理食塩液の役割がわかった（▶p.18）

☐☐ 5％ブドウ糖液の役割がわかった（▶p.20）

☐☐ 3号液の役割がわかった（▶p.22）

☐☐ 3号液と1号液の違いがわかった（▶p.24）

☐☐ 1号液から4号液までの違いがわかった（▶p.26）

覚えた項目に☐をつけていくと、
学習状況を把握することができます

引用・参考文献
1) 佐藤弘明. "輸液製剤の組成と体内分布". レジデントのための これだけ輸液. 東京, 日本医事新報社, 2020, 43.
2) 吉田洋輔ほか. 体液の組成と調整. ニュートリションケア. 17 (秋季増刊), 2024, 11.
3) 家村文香ほか. 浸透圧とサードスペース. 前掲書2. 16.
4) 小西康宏ほか. シチュエーションで学ぶ 輸液レッスン. 第3版. 東京, メジカルビュー社, 2021, 25.
5) 木下佳子監修. これならわかる！ 輸液の基本と根拠. 東京, ナツメ社, 2019.

・第1章〜第3章までは、前から順番に読むことで理解しやすい構成になっています。
・第4章以降は、順番に読む、気になる章から読む、どちらでも構いません。

本書に登場する主なミネラルや電解質などの略語一覧

Na	ナトリウム	L-Lactate$^-$	乳酸イオン
K	カリウム	Acetate$^-$ または CH$_3$COO$^-$	酢酸イオン
Ca	カルシウム	HCO$_3$$^-$	重炭酸イオン
Mg	マグネシウム	Citrate^{3-}	クエン酸イオン
Cl	クロール	Gluconate$^-$	グルコン酸イオン
P	リン	Succinate^{2-}	コハク酸イオン
Na$^+$	ナトリウムイオン	SO$_4$$^{2-}$	硫酸イオン
K$^+$	カリウムイオン	H$_2$PO$_4$$^-$	リン酸2水素イオン
Ca^{2+}	カルシウムイオン	Phosphate	リン酸塩
Mg^{2+}	マグネシウムイオン		
Cl$^-$	クロールイオン		

＊電解質とは、水に溶けることで電気を通すもの。

まずは章全体を読み通す

　本を読んでいると、途中でいくつか疑問点が出てくると思います。本書は、コラムを含めて「章全体を読み通すことで理解できる」ように書いているため、**途中で疑問を感じても、立ち止まらずに1つの章を読み通す**のがおすすめです。必要なときに、必要なページで説明を補足しています。

　　　　本文では、内容の説明上、少し細かい数字なども記載していますが、
暗記する必要がない部分に関しては「覚える必要はありません」と記載しています。

第1章

電解質輸液と水分補充液

第1章で学ぶ内容をチェック

- ☑☑ **生理食塩液の役割がわかる**（▶p.18）
- ☑☑ **5%ブドウ糖液の役割がわかる**（▶p.20）
- ☑☑ **3号液の役割がわかる**（▶p.22）
- ☑☑ **3号液と1号液の違いがわかる**（▶p.24）
- ☑☑ **1号液から4号液までの違いがわかる**（▶p.26）

すでに知っている項目に☐をつけていくと、学習状況を把握することができます

この章で扱う輸液例

生理食塩液、5%ブドウ糖液、ソルデム1、ソルデム2、ソルデム3A、ソルデム3AG、ソルデム3PG、ソルデム6、ソリタ-T1号、ソリタ-T2号、ソリタ-T3号、ソリタ-T3号G、ソリタ-T4号、ソリタックス-H、KN1号、KN2号、KN3号、KNMG3号、KN4号 など

＊5%ブドウ糖液は商品名ではありませんが、参考書や臨床で多用する表現であるため、本書を通して「5%ブドウ糖液」と記載しています。

第1章から第3章までは、前から順番に読むと理解しやすいです！

第1章 電解質輸液と水分補充液

❶ 最初に学ぶべき3つの輸液

~生理食塩液、5%ブドウ糖液、3号液~

✓ 本書は「前半」と「後半」の2部構成

・第1章~第3章までが「前半：第1部」
　輸液の種類や特徴など、輸液製剤の全体像まとめ

・第4章~第7章までが「後半：第2部」
　輸液ラインの構造、輸液と配合変化を起こしやすい薬剤などのまとめ

最初に学ぶべき3つの輸液[※1、2]

| 生理食塩液 | 5%ブドウ糖液 | 3号液 |

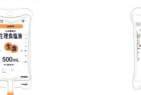
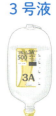

✓ 輸液は学ぶ順番が大切

第1章は主に電解質輸液、第2章はリンゲル液、第3章は栄養輸液をまとめているが、多くの輸液は、生理食塩液や3号液を起点に考えると理解しやすい。

※1　生理食塩液や5%ブドウ糖液は、多くのメーカーから販売されており、販売元により外装や商品名が異なる。
※2　3号液には、商品名で「ソルデム3A」「ソリタ-T3号」「KN3号」などの輸液がある（p.22参照）。

輸液の役割と分類※3

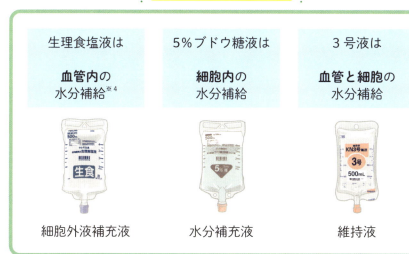

*臨床では細胞外液補充液を「細胞外液」または「外液」と呼ぶことが多い。

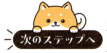

多くの輸液は血管から投与するため、「血管内の水分補給」はイメージしやすいと思います。しかし、血管から投与されるのに「細胞内の水分補給」というのはイメージしにくいかもしれません。輸液を理解するためには、解剖生理を学ぶ必要があります。次のページで見ていきましょう。

※3 生理食塩液は「等張電解質輸液」、3号液は「低張電解質輸液」とも呼ばれる。5％ブドウ糖液は、組成上は「等張液」だが、血管内に入ったあとは「低張液」として働く（1-❸の概要欄、1-❹参照）。
※4 正しくは「細胞外」の水分補給。細胞外とは「血管と間質」の総称。間質については次項でまとめているため、本項では初学者がイメージしやすいように「血管内の水分補給」とした。

第1章 電解質輸液と水分補充液

❷ 輸液が運ばれる3つの空間
～細胞、間質、血管への分布～

✓ 身体の60％は水分

成人の身体は、約60％が水分でできている[※1]。
この60％は、**細胞に40％**、**間質に15％**、**血管に5％**の割合で分布している。
間質とは、細胞と血管の間を埋めているスペースのこと[※2]。

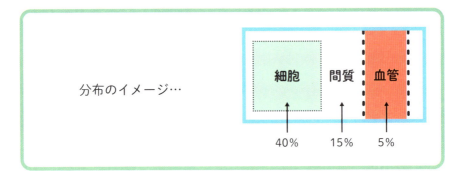

Memo

分布イメージの【40：15：5】をそれぞれ5で割ると【8：3：1】になる。この比率は「**野菜（ヤサイ）＝8：3：1**」で覚えることができる。

※1 水分の割合は、新生児は約80％、小児は約70％、高齢者は約50％など年齢によっても異なる。
※2 間質を満たしている水分を「間質液」と呼び、文献によっては「組織間液」と記載されている。

✅ 輸液の投与を想定

500mLの水分（輸液）が、8：3：1の"比率通りに分布"した場合、**細胞内**にはおよそ333mL、**間質**には125mL、**血管内**には42mLとなる。

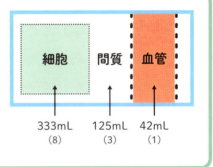

500mLの水分（輸液）が
8：3：1の比率で分布すると…

333mL　125mL　42mL
(8)　　(3)　　(1)

＊正確な数値（mL）を覚える必要はありません。

✅ 細胞内液と細胞外液

細胞内の水分を「**細胞内液**」と呼び、血管と間質の水分を総称して「**細胞外液**」と呼ぶ※3。

> **次のステップへ**　本文やイラストを見て「血管に残る水分の量が少ない…」と感じた人も多いと思います。血管内脱水などの水分補給には、生理食塩液などの「細胞外液補充液」を使います。次のページで、生理食塩液の組成と働きを見ていきましょう。

※3　体重60kgの成人で考えると、60％は水分なので、全水分量は約36L。水分量の分布目安は、細胞内液が24L、細胞外液が12L（間質9L＋血管3L）となる。

第1章 電解質輸液と水分補充液

❸ 生理食塩液の働き
～細胞外液だけを補充する輸液～

✓ 生理食塩液の組成と作用

生理食塩液の組成は、NaCl（塩化ナトリウム）だけ。p.40（2-❶）で書いたように、生理食塩液が「血管の水分補給」に適している理由は、輸液に含まれている Na^+ が**血管内に水分を引き付けるため（浸透圧の作用）**[※1]。

Na^+ には水分を引き付ける作用（浸透圧）がある

基本的に「Na^+ と水分は一緒に移動する」と考える

Memo

生理食塩液の NaCl 濃度は 0.9％ で、1,000mL 中に 9g の食塩相当量が含まれている。大量に投与する際は、Na^+ の過剰負荷に注意（p.41：2-❶参照）

[※1] 浸透圧は「濃度を一定に保つために、水分を移動させる力」のこと。浸透圧を発生させる物質は、Na^+ 以外に K^+、アルブミン、グルコースなどがある。アルブミンなど、コロイド（膠質）による浸透圧を「膠質浸透圧」と呼び、Na^+ など結晶化できる物質（晶質）による浸透圧を「晶質浸透圧」と呼ぶ。細胞膜を介した浸透圧を「張度、または有効浸透圧」と呼ぶ。細胞内と同じ張度をもつ輸液を「等張液」と呼び、細胞内よりも張度が低い輸液は「低張液」と呼ぶ。

✅ 生理食塩液は細胞内に入らない

生理食塩液は、張度が細胞内と同じなので、細胞膜を介した水の移動が起こらない。このため、生理食塩液を投与しても、水分は間質と血管にしか入らない。

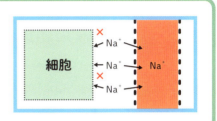

生理食塩液は、細胞内と張度が同じ「等張液」で細胞内に移動しない
（Na^+は細胞膜を通過できない）

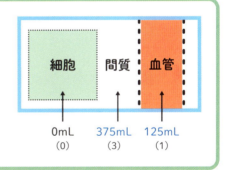

生理食塩液 500mL を投与した場合の分布

Na^+と水分は一緒に移動するため、水分の比率は 8：3：1 ではなく **0：3：1** になる

次のステップへ 　生理食塩液だけを投与し続けると、細胞内の水分が不足してしまいます。細胞内の水分を補充したいときは、どうすればよいのでしょうか…？ 主に使われるのは、次に取り上げる5％ブドウ糖液です。生理食塩液とセットで覚えましょう。

第1章 電解質輸液と水分補充液

❹ 誤解されやすい 5％ブドウ糖液
~目的はブドウ糖ではなく水分の補給~

✓ 5％ブドウ糖液の組成と役割

5％ブドウ糖液の組成は「1,000mL あたり 50g のブドウ糖」だけ。輸液を投与する主な目的は**「細胞内に水分を入れること」**であり、糖分の補給目的や低血糖時に使う輸液ではない[※1]。

✓ ブドウ糖はすぐに消失する

5％ブドウ糖液を血管内に投与すると、ブドウ糖はエネルギー源として利用され、すぐに消失する。残るのは、血管にも細胞にも自由に移動できる「水分」だけになる。この水を「自由水」と呼ぶ。

ブドウ糖	自由水
主役ではない	主役は水分

濃度が「5％」なのは、血漿の張度と等しく溶血を起こさないため[※2]

※1 主に 5％ブドウ糖液は高 Na 血症などの病態で使い、糖分を補充したいときは、10％以上の高濃度ブドウ糖液を使用する。
※2 血漿とは、血液中から血球成分を除いた成分のこと。蒸留水は張度がないため、蒸留水をそのまま血管に投与すると、浸透圧差で赤血球内に水分が移動して溶血を起こしてしまう。5％ブドウ糖液は、血漿の張度と等しく赤血球内に水分が移動しないため、溶血を起こさずに水分を補充することができる。

✓ 5％ブドウ糖液は8：3：1で分布する

5％ブドウ糖液[※3]は、Na⁺などの浸透圧を持つ成分を含まないため、水分は細胞：間質：血管に8：3：1の比率で分布する（p.16：1-❷参照）。

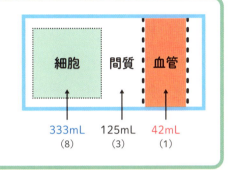

5％ブドウ糖液500mLを投与したときの分布

比率は8：3：1

細胞 333mL (8)　間質 125mL (3)　血管 42mL (1)

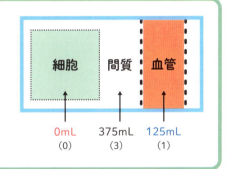

生理食塩液500mLを投与したときの分布

比率は0：3：1

細胞 0mL (0)　間質 375mL (3)　血管 125mL (1)

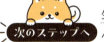

生理食塩液は「血管への水分補給」に、5％ブドウ糖液は「細胞への水分補給」に適していますが、もう少しバランスよく水分を補給できる輸液が欲しいですよね…。そんな悩みを解決するのが、次に取り上げる「3号液」と呼ばれる輸液です。

※3　ブドウ糖以外の糖類輸液に、キシリトール輸液（主な商品名：キリット5％）や、マルトース輸液（主な商品名：マルトス10％）などがある。キシリトールは五炭糖アルコールであり、インスリンを必要とせずにエネルギー源となる。血糖値にもほとんど影響を及ぼさないため、糖尿病患者に利用されることがある。マルトースは二糖類であり、10％製剤が等張液となる。

第1章　電解質輸液と水分補充液

❺ 使用頻度が高い3号液

～ソルデム 3A、ソリタ-T3 号、KN3 号など～

✓ 3 号液の組成

3 号液は、生理食塩液と 5％ブドウ糖液を 1：3 の割合で混合したイメージの輸液。3 号液には Na^+、Cl^-、ブドウ糖に加え、**K^+ と緩衝剤として乳酸イオン（L-Lactate$^-$）または酢酸イオン（Acetate$^-$）も配合されている**[1]。

生理食塩液の欠点	5％ブドウ糖液の欠点	3 号液が登場
・細胞内液が不足する ・Na^+、Cl^-含有量が多すぎる ・大量投与で pH が酸性に傾く	・細胞外液が不足する ・電解質が不足する	・細胞内外に水分を補充する ・電解質のバランスが良い[2] ・緩衝剤が入り pH を調整する

✓ 3 号液は使用頻度が高い

3 号液は「**維持液**」と呼ばれ、2,000mL 投与すると「少なくとも数日は、生命を維持することができる水分と電解質を補給できる組成」になっている。こうした理由から、数日間の絶食など、**経口摂取ができない場合の短期的な投与**に適している。生理食塩液と 5％ブドウ糖液の欠点を補った輸液で、使用頻度が高い。

※1　乳酸イオンや酢酸イオンは、体内に入ったあとに HCO_3^-（重炭酸イオン）へと変換され、pH を調整する働きがある（第 2 章参照）。
※2　長期投与をすると、低 Na 血症や低エネルギー状態を起こす可能性がある。

イメージ
3号液は、生理食塩液と5%ブドウ糖液を1：3でブレンド

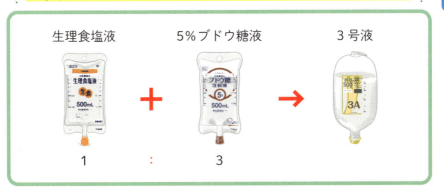

ソルデム3Aを500mL
投与したときの分布※3

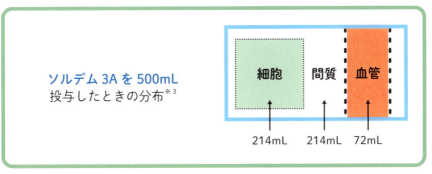

＊正確な数値を覚える必要はありません。

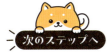

輸液を扱う施設にいると「数字の1が付く輸液」を見る機会も多いと思います。3号液と同じく使用頻度が高いので、3号液との違いや使い分けを次ページで確認していきましょう。

※3 3号液は製品ごとにNa^+の含有量が異なり、おおよその分布目安として考える。文献によっても、Na^+の作用による水分の移動か、K^+を含めた水分の移動を考慮するかによって分布に違いがある。

第1章 電解質輸液と水分補充液

❻ 1号液の特徴と3号液との違い

~ソルデム1、ソリタ-T1号、KN1号など~

✓ 1号液の組成

1号液は、生理食塩液と5%ブドウ糖液を1：1の割合で混合したイメージの輸液。1号液の特徴は、**3号液よりNa^+含有量が多いこと、K^+が含まれていないこと**。特にK^+を含まない点は、3号液との重要な違い。

1号液と3号液の違い[1、2]

1号液の特徴

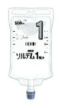

- Na^+は77〜90mEq/L
- **K^+が含まれていない**

3号液の特徴

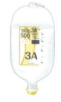

- Na^+は35〜50mEq/L
- **K^+を20mEq/L含有**

✓ 1号液は「腎障害の患者」などに使う

腎障害などで、K排泄機能が低下している場合、K^+を含有している輸液を投与すると、高K血症を引き起こすおそれがある。このため、**腎障害の患者には1号液を使う**ことがある。このほか、血液データが出ていない患者のルート確保の際にも使用するため「**開始液**」と呼ばれる。

イメージ
1号液は、生理食塩液と5％ブドウ糖液を1：1でブレンド

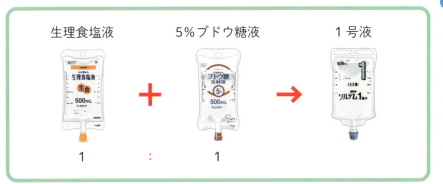

ソルデム1を500mL投与したときの分布[※3]

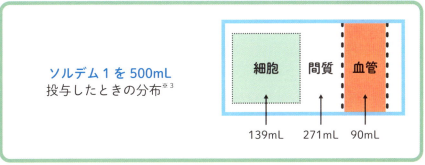

［文献1を参考に作成］
＊正確な数値を覚える必要はありません。

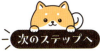

ここまでの内容を読んで「1号液と3号液があるなら、2号液もあるのでは…？」と感じた人も多いと思います。使用頻度は低いですが、2号液と4号液もあります。次のページで、1号液から4号液までの全体像を確認していきましょう。

※1 Na^+ の含有量は、輸液製剤によって異なる（本章まとめページ参照）
※2 mEq：電解質の単位で「メック」と読む。
※3 1号液は製品ごとに Na^+ の含有量が異なり、おおよその分布目安として考える。文献によっても計算方法が異なり、分布に違いがある。

第1章 電解質輸液と水分補充液

❼ 1号液から4号液までの違い

〜覚えるポイントは2つだけ〜

●ソルデム1〜4号液の組成

	ソルデム1	ソルデム2	ソルデム3A	ソルデム6
分類	1号液	2号液	3号液	4号液
ブドウ糖	26g	14.5g	43g	40g
Na^+	90mEq	77.5mEq	35mEq	30mEq
K^+	—	30mEq	20mEq	—
Cl^-	70mEq	59mEq	35mEq	20mEq
L-Lactate$^-$	20mEq	48.5mEq	20mEq	10mEq

それぞれ1,000mLあたりの組成。

重要なのはNa^+とK^+

【2つの重要ポイント】
▶号数が上がるにつれて、電解質の含有量（特にNa^+の量）が減る[1]。
▶1号液と4号液にはK^+が含まれていない。

Memo

1号液を**開始液**、3号液を**維持液**と呼ぶのと同じように、添付文書や参考書では2号液は**脱水補給液**、4号液は**術後回復液**と記載されている。ただし、2号液や4号液は、実際に脱水や術後に使用するとは限らず、1号液や3号液に比べると使用する場面が少ない。このため、2号液や4号液を採用していない施設もある。

※1 Na^+の含有量が多い輸液は、血管への分布量が多くなる。

1号液〜4号液の構成イメージ

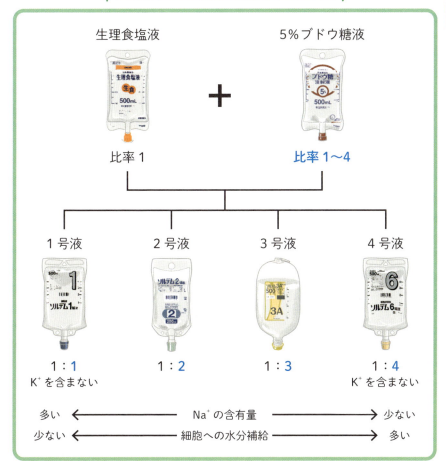

> 上のイラストを見ると、最初に生理食塩液と5%ブドウ糖液を学んだ理由が分かると思います。第2章で学ぶ「リンゲル液」は、生理食塩液を改良したイメージの輸液です。ここまでの内容を次ページからのまとめページで復習しましょう。

第1章 電解質輸液と水分補充液まとめ

- 身体の水分は**細胞・間質・血管に 8：3：1 の比率**で分布している。
- Na^+ は細胞膜を通過できない。
- Na^+ と水は一緒に移動する性質があり、生理食塩液は細胞内に入らない。
- 5%ブドウ糖液は、投与後にブドウ糖が代謝されて「水」になる。

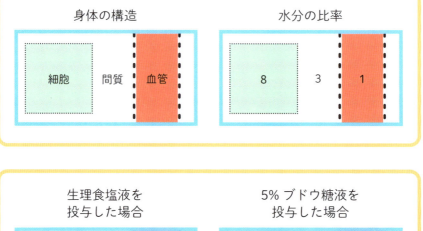

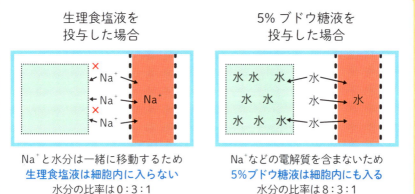

● 3 大輸液の役割

生理食塩液は	5%ブドウ糖液は	3号液*は
血管の 水分補給	細胞の 水分補給	血管と細胞の 水分補給
500mL 投与した場合	500mL 投与した場合	500mL 投与した場合
細胞：0 mL 間質：375mL 血管：125mL	細胞：333mL 間質：125mL 血管：42mL	細胞：214mL 間質：214mL 血管：72mL

正確な数値を覚える必要はありません。

＊3号液の分布は、製剤によって異なります。

［文献 1 を参考に作成］

●本章で学んだ主な輸液を比較

	生理食塩液	5%ブドウ糖液	ソルデム 1	ソルデム 3A
分類	細胞外液補充液	水分補充液	1 号液	3 号液
ブドウ糖	—	50g	26g	43g
Na⁺	154mEq	—	90mEq	35mEq
K⁺	—	—	—	20mEq
Cl⁻	154mEq	—	70mEq	35mEq
L-Lactate⁻	—	—	20mEq	20mEq
特徴	血管への 分布率が高い	細胞への 分布率が高い	K⁺ を含まない	電解質組成の バランスが良い

それぞれ 1,000mL あたりの組成。

●ソルデム 1〜4 号液まとめ

	ソルデム 1	ソルデム 2	ソルデム 3A	ソルデム 6
分類	1 号液	2 号液	3 号液	4 号液
ブドウ糖	26g	14.5g	43g	40g
エネルギー	104kcal	58kcal	172kcal	160cal
Na^+	90mEq	77.5mEq	35mEq	30mEq
K^+	―	30mEq	20mEq	―
Cl^-	70mEq	59mEq	35mEq	20mEq
$L-Lactate^-$	20mEq	48.5mEq	20mEq	10mEq

それぞれ 1,000mL あたりの組成。

低張電解質輸液の別名

▶ 1 号液：開始液
▶ 2 号液：脱水補給液
▶ 3 号液：維持液
▶ 4 号液：術後回復液

●ソルデム 3 号液の関連輸液まとめ

	ソルデム 3	ソルデム 3AG	ソルデム 3PG
分類	維持液 ※使用頻度は低い	7.5％糖加 維持液	10％糖加 維持液
ブドウ糖	27g	75g	100g
エネルギー	108kcal	300kcal	400kcal
Na^+	50mEq	35mEq	40mEq
K^+	20mEq	20mEq	35mEq
Cl^-	50mEq	35mEq	40mEq
L-Lactate$^-$	20mEq	20mEq	20mEq
Phosphate	―	―	8mmol

それぞれ 1,000mL あたりの組成。

●ソリタ -T1〜4 号液のまとめ

	ソリタ -T1 号	ソリタ -T2 号	ソリタ -T3 号	ソリタ -T4 号
分類	1 号液	2 号液	3 号液	4 号液
ブドウ糖	26g	32g	43g	43g
エネルギー	104kcal	128kcal	172kcal	172kcal
Na^+	90mEq	84mEq	35mEq	30mEq
K^+	—	20mEq	20mEq	—
Cl^-	70mEq	66mEq	35mEq	20mEq
$L-Lactate^-$	20mEq	20mEq	20mEq	10mEq
Phosphate	—	10mmol	—	—

それぞれ 1,000mL あたりの組成。

●ソリタ -T3 号の関連輸液

	ソリタ -T3 号 G	ソリタックス -H
分類	7.5％糖加維持液	12.5％糖加維持液
ブドウ糖	75g	125g
エネルギー	300kcal	500kal
Na$^+$	35mEq	50mEq
K$^+$	20mEq	30mEq
Ca^{2+}	―	5mEq
Mg^{2+}	―	3mEq
Cl$^-$	35mEq	48mEq
L-Lactate$^-$	20mEq	20mEq
Phosphate	―	10mmol

それぞれ 1,000mL あたりの組成。

このほか、人工透析で使用する「AK- ソリタ透析剤」などがある。

●KN1～4号液まとめ（糖加液含む）

	KN1号	KN2号	KN3号	KNMG3号	KN4号
分類	1号液	2号液	3号液	10%糖加維持液	4号液
ブドウ糖	25g	23.5g	27g	100g	40g
エネルギー	100kcal	94kcal	108kcal	400kcal	160kcal
Na^+	77mEq	59mEq	50mEq	50mEq	30mEq
K^+	―	25mEq	20mEq	20mEq	―
Mg^{2+}	―	2mEq	―	―	―
Cl^-	77mEq	49mEq	50mEq	50mEq	20mEq
L-Lactate$^-$	―	25mEq	20mEq	20mEq	10mEq
P	―	6.9mmol	―	―	―

それぞれ1,000mLあたりの組成。

● 主な 1〜4 号液まとめ

	主な商品名	
	標準輸液	糖加輸液 （ブドウ糖、マルトース、キシリトールなどを追加）
1 号液	ソルデム 1 ソリタ -T1 号 YD ソリタ -T1 号 KN1 号 デノサリン 1 リプラス 1 号	—
2 号液	ソルデム 2 ソリタ -T2 号 KN2 号	—
3 号液	ソルデム 3 ソルデム 3A ソリタ -T3 号 YD ソリタ -T3 号 KN3 号 EL-3 号 リプラス 3 号 ユエキンキープ 3 号 ヒシナルク 3 号	ソルデム 3AG　　ソルデム 3PG ソルマルト　　　10%EL-3 号 ソリタ -T3 号 G　ソリタックス -H YD ソリタ -T3 号 G　KNMG3 号 フィジオゾール 3 号　フィジオ 35 フルクトラクト　　トリフリード アクチット　　　　ヴィーン 3G アルトフェッド　　アステマリン 3 号 MG ペンライブ　　　　アセテート維持液 3G アクマルト　　　　アセトキープ 3G エスロン B　　　　クリニザルツ グルアセト 35
4 号液	ソルデム 6 ソリタ T-4 号 KN4 号	—

フィジオやヴィーンは、次の章にも出てきます。

第1章　電解質輸液と水分補充液

column

輸液製剤はカクテル？

> 液体と液体を混ぜたもの、それって…

　1〜4号液は生理食塩液と5％ブドウ糖液をそれぞれ一定の割合でブレンドした輸液のことでした。
　なんだかややこしいと思ったあなた、ちょっと待ってください。異なる液体をブレンドと聞いて、何か思い浮かびませんか？　そうです、カクテル※ですね。いろいろある輸液製剤は、まさに生理食塩液と5％ブドウ糖液を混ぜて作ったカクテルなのです。

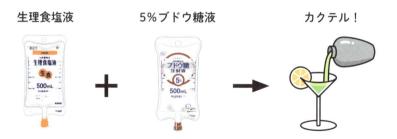

生理食塩液　＋　5％ブドウ糖液　→　カクテル！

> 濃いカクテルと薄いカクテル

　1号液は生理食塩液と5％ブドウ糖液を1：1の割合で混ぜたカクテル。はたまた3号液は1：3の割合。5％ブドウ糖液は自由水になるので、1号液は濃いめの、3号液は薄めのカクテルになりそうですね。え？　ウイスキーのほうが好き？　それなら生理食塩液をウイスキーの原液、5％ブドウ糖液をそれを割る水として、ウイスキーの水割りと考えてもよいかもしれません。

※ベースとなるお酒に他のお酒やジュースなどを混ぜて作った飲みもの。ジンとベルモットでマティーニ、カシスリキュールとオレンジジュースでカシスオレンジ。わたし（これを書いている人）の推しはジントニック。

つまり、どういうこと？

　生理食塩液は細胞外に、5％ブドウ糖液は細胞内に水分を補給します。つまりそれぞれの不足の程度に応じて使えるように混ぜ合わされたカクテルが1〜4号液というわけです。薄めのほうが細胞内をスイスイと行きわたる感じがしますよね。

ほかの輸液もだいたいカクテル

　次章以降で登場する輸液も基本的には生理食塩液と5％ブドウ糖液をベースとして、さらに何かを加えたカクテルです。アミノ酸だったり微量元素だったり。患者さんの病態に合わせたカクテルを選択します。

おわりに

　そう考えると、輸液を敬遠していた人でもなんとなく身近に感じてきませんか？職場で点滴を見たときにはどんなカクテルなのか、体内でどんな動きをしそうなのか、患者さんの病態と合わせてイメージしてみると輸液に対する理解も少しずつ深まっていくことと思います。

　さあ、自分がバーテンダーになったと思って次章以降も読み進めていきましょう！

第1章で学んだ内容を確認

- ☐ ☐ **生理食塩液の役割がわかった**（▶p.18）
- ☐ ☐ **5％ブドウ糖液の役割がわかった**（▶p.20）
- ☐ ☐ **3号液の役割がわかった**（▶p.22）
- ☐ ☐ **3号液と1号液の違いがわかった**（▶p.24）
- ☐ ☐ **1号液から4号液までの違いがわかった**（▶p.26）

覚えた項目に☐をつけていくと、
学習状況を把握することができます

引用・参考文献

1） 佐藤弘明. "輸液製剤の組成と体内分布". レジデントのための これだけ輸液. 東京, 日本医事新報社, 2020, 43.
2） 吉田洋輔ほか. 体液の組成と調整. ニュートリションケア. 17（秋季増刊）, 2024, 11.
3） 家村文香ほか. 浸透圧とサードスペース. 前掲書2. 16.
4） 小西康宏ほか. シチュエーションで学ぶ 輸液レッスン. 第3版. 東京, メジカルビュー社, 2021, 25.
5） 木下佳子監修. これならわかる！ 輸液の基本と根拠. 東京, ナツメ社, 2019.

第2章

細胞外液補充液

第2章で学ぶ内容をチェック

- ☑☑ 生理食塩液の注意点がわかる（▶p.40）
- ☑☑ リンゲル液の特徴と全体像がわかる（▶p.42）
- ☑☑ 嘔吐で使う主な輸液がわかる（▶p.44）
- ☑☑ 下痢で使う主な輸液がわかる（▶p.45）
- ☑☑ 膠質液と人工膠質液がわかる（▶p.46）

すでに知っている項目に☑をつけていくと、学習状況を把握することができます

この章で扱う輸液例

生理食塩液、ラクテック、ラクテックD、ラクテックG、ソルラクト、ソルラクトD、ソルアセトF、ソルアセトD、ヴィーンF、ヴィーンD、ソリューゲンF、ソリューゲンG、フィジオ35、フィジオ140、ビカーボン、ビカネイト、低分子デキストランL、サヴィオゾール、ボルベン6％など

この章では、主に生理食塩液とリンゲル液の特徴を見ていきます。

第2章　細胞外液補充液

① 生理食塩液の注意点

〜電解質組成とアシドーシス〜

✓ 注意点①：電解質の種類が少なすぎる

血漿には多くの電解質が含まれているが、生理食塩液の組成は Na^+ と Cl^- だけ。
電解質の種類が少なすぎて、身体にとって「生理的」とは言えない輸液。

●血漿と生理食塩液の組成[1]

		血漿	生理食塩液
陽イオン	Na^+	140	154
	K^+	4.5	—
	Ca^{2+}	5.0	—
	Mg^{2+}	1.7	—
陰イオン	Cl^-	104	154
	HCO_3^-	24	—
	SO_4^{2-}	1	—
	リン酸	2	—
	タンパク	14	—
	有機酸	5	—

・単位は mEq/L。　　　　　　　　　　[文献 1、2 を参考に作成]
・文献によって血漿の組成は異なる。

---

[1]　生理食塩液は、陽イオンのすべてを Na^+ に、陰イオンのすべてを Cl^- に置き換えた輸液。

✓ 注意点②：Cl⁻の含有量が多く、アルカリ成分を含まない

人間の身体は弱アルカリ性で、pH[※2] は 7.35〜7.45 が正常値。生理食塩液はアルカリ成分（HCO_3^- など）を含まないため、大量に投与すると pH が酸性側に傾き、高 Cl 性のアシドーシスを引き起こす。

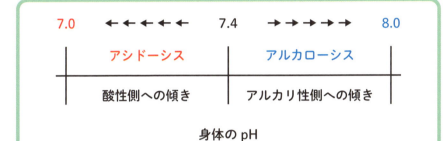

✓ 注意点③：Na⁺の含有量が多い

Na⁺17mEq は、NaCl（食塩）1g に相当する。生理食塩液の Na⁺ は 154mEq/L なので、1,000mL を投与した場合、154 ÷ 17 ＝ 約 9g の食塩相当量となる。高血圧や心不全の患者には大量投与しにくい。

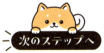

簡単にまとめると「生理食塩液は Na⁺ と Cl⁻ の含有量が多く、ほかの電解質やアルカリ成分を含まないため、長期投与には適していない」ということになります。この問題を解決するために誕生したのが、次に学ぶ【リンゲル液】です。

※2　pH：水素イオン濃度のこと。酸性側に傾かせる水素イオン（H⁺）と、アルカリ性側に傾かせる重炭酸イオン（HCO_3^-）のバランスによって調整されている。

第2章 細胞外液補充液

❷ リンゲル液の全体像
～ラクテック、ソルアセトF、ビカネイトなど～

✓ リンゲル液の組成

リンゲル液は、生理食塩液に Ca^{2+} と K^+ を加えた輸液。生理食塩液の電解質不足を補い、血漿の組成に近い輸液となった。ただし、アルカリ成分を含まないリンゲル液は、大量投与すると高Cl性アシドーシスを引き起こすおそれがあるため、現在あまり使用されていない。

生理食塩液の組成
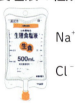
Na^+
Cl^-

リンゲル液の組成

Na^+
Ca^{2+}
K^+
Cl^-

✓ リンゲル液の進化版

使用頻度が高いのは、リンゲル液に緩衝剤である乳酸イオンや酢酸イオンを追加した「**乳酸リンゲル液**」と「**酢酸リンゲル液**」である。緩衝剤は体内でアルカリ成分である HCO_3^- に変換され、pHを調整する。

乳酸リンゲル液の例：ラクテック、ソルラクト、ハルトマンなど
酢酸リンゲル液の例：ソルアセトF[※1]、ヴィーンF、ソリューゲンFなど

※1 F：Free（糖を含まない）の意味。ブドウ糖（Dextrose）を追加している輸液は語尾に「D」などが付く。ブドウ糖のほかに、ソルビトールやマルトースを添加している輸液もある（本章まとめ p.50 参照）

42

リンゲル液の全体像

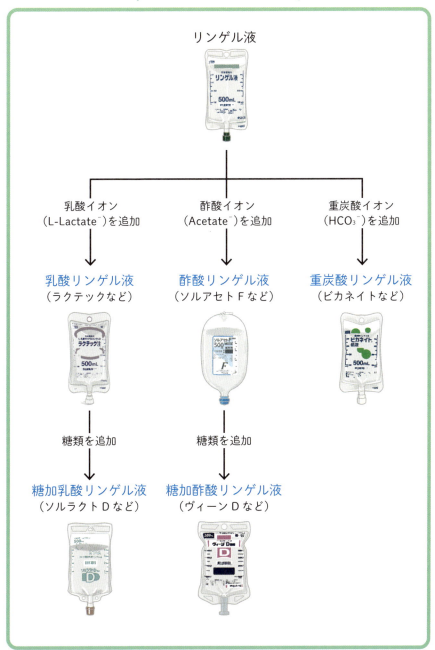

第2章 細胞外液補充液

❸ 嘔吐で使う輸液、下痢で使う輸液
～酸塩基平衡の視点で考えてみる～

✓ 嘔吐では代謝性アルカローシスになるおそれ[※1]

胃液に含まれる胃酸（HCl）は、名前の通り酸性（H^+ が多い）成分。嘔吐により胃酸が喪失されると、身体の pH はアルカリ性側に傾き、代謝性アルカローシスを引き起こすおそれがある[※2]。

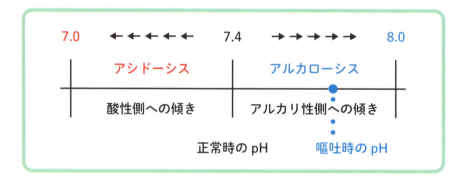

✓ 嘔吐の治療に使う主な輸液は「生理食塩液」

pH はアルカリ性側に傾いているため、**アルカリ成分を含まない輸液**を選ぶ。胃酸には Cl^- も多く含まれているため、嘔吐時は Cl^- も補充する必要がある。よって、アルカリ成分を含まず、Cl^- が多い**生理食塩液**を使う（2-❶参照）。

※1 代謝性アルカローシスは、血中の HCO_3^- 濃度が上昇することで起こるアルカローシスのこと。HCO_3^- は主に腎臓で調整されている。嘔吐では、H^+ が喪失することにより、相対的に HCO_3^- 濃度が上昇する。
※2 pH7.34 以下の場合をアシデミア（酸血症）、pH7.46 以上の場合をアルカレミア（アルカリ血症）と呼ぶ。アシデミアとアルカレミアは「pH の数値：点」をみている。一方、アシドーシスとアルカローシスは、点に向かう「傾き：方向性」をみている。アシドーシスとアルカローシスは併発することがあり、傾きが強い方で pH は決まる。

✓ 下痢では代謝性アシドーシスになるおそれ[※3]

腸液には多くのHCO₃⁻が含まれている。HCO₃⁻はアルカリ成分として働くため、下痢で腸液が過剰に失われると、アルカリ成分が喪失され身体は酸性側に傾き、代謝性アシドーシスを引き起こすおそれがある。嘔吐よりも下痢の方がNa⁺やK⁺などの電解質の喪失が多いため、低Na血症や低K血症にも注意する。

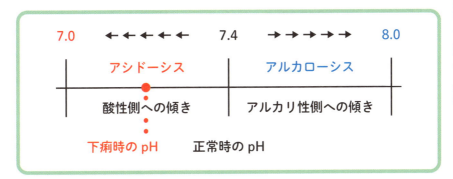

✓ 下痢の治療に使う主な輸液は「乳酸／酢酸リンゲル液」

pHは酸性側に傾いているため、**アルカリ成分を補充できる**乳酸リンゲル液や酢酸リンゲル液を選ぶ（具体的な輸液例は前項参照）[※4,5]。電解質異常があれば、追加で補正することもある（p.102～105参照）。

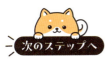

下痢も嘔吐も電解質を喪失する状態ですが、輸液の選択は異なります。それぞれ何を失うのか、pHの変化も含めて勉強すると輸液の理解が深まりますね。血管の水分（循環血液量）を補充する輸液は細胞外液補充液のほかに「膠質液と人工膠質液」があります。次のページで見ていきましょう。

※3 代謝性アシドーシスは、血中のHCO₃⁻濃度が低下することで起こるアシドーシスのこと。
※4 身体にとって最も生理的なのは、HCO₃⁻を含む重炭酸リンゲル液（ビカーボン、ビカネイト）だが、薬価の兼ね合いなどから、一般病棟での使用頻度は低い。手術室や救急の現場では使用されることがある。
※5 重度のアシドーシスでは、炭酸水素Na製剤（商品名：メイロンなど）によるpH調整を行うことがある。

第2章 細胞外液補充液

番外編 膠質液と人工膠質液
~アルブミン、ボルベン 6%、低分子デキストラン L など~

✓ 膠質液の代表例はアルブミン製剤

膠質液とは、アルブミン（Alb）、ヒドロキシエチルスターチ、デキストランなどの膠質（コロイド）を含む輸液製剤を指す。膠質液は、血管内にとどまり膠質浸透圧を発揮するため、生理食塩液やリンゲル液よりも、効率的に循環血液量を増やすことができる[※1, 2]。

原則、Alb は血管内のみ、Na^+ は血管と間質のみ移動可能

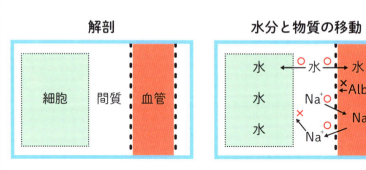

・水分は、血管・間質・細胞を自由に移動できる。
・Na^+ は、血管と間質を自由に移動できるが、細胞膜は通過できない。
・Alb などの膠質成分は血管壁を通過できない（炎症時は血管外に漏出[※3]）。

✓ 主な人工膠質液は HES 製剤とデキストラン製剤

人工膠質液は「代用血漿」として、主に手術室などで使用される。HES[※4]（ヘス）製剤にはボルベン6%があり、デキストラン製剤には、乳酸リンゲル液をベースにした低分子デキストランL、サヴィオゾールなどがある（各輸液の組成は p.56 参照）。

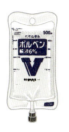 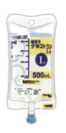 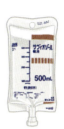

✓ 人工膠質液の使用場面は限られる

人工膠質液は、多量投与により腎障害や血液凝固異常を起こすおそれがあり、一般病棟での使用頻度は低い。あくまで「代用血漿」であり、血液製剤が到着するまで循環動態を維持する目的など、使用場面は限られている。

※1　人工膠質液は「血漿増量剤」とも呼ばれる。
※2　等張電解質輸液（生理食塩液やリンゲル液など）、低張電解質輸液（1号液〜4号液など）を総称して「晶質液」と呼ぶ（浸透圧については 1-❸ の概要欄参照）。
※3　血管内皮細胞には、グリコカリックス（糖とたんぱくが結合したもの）と呼ばれる層が存在し、物質の移動制限を行っていると考えられている。炎症時は、グリコカリックスが減少し血管透過性が亢進することで、Alb や Na^+ が血管外に過剰に漏出すると考えられている[3]。
※4　HES：ヒドロキシエチルスターチ（hydroxyethyl starch）

第2章 細胞外液補充液まとめ

●細胞外液補充液の分類とおおまかな組成

	主な輸液名	Na^+	K^+	Ca^{2+}	Cl^-	HCO_3^- または 緩衝剤	糖類
生理食塩液	生理食塩液	154mEq	—	—	154mEq	—	—
重炭酸 リンゲル液	ビカーボン ビカネイト	130mEq	4 mEq	3 mEq	109mEq	28mEq	—
乳酸 リンゲル液	ラクテック ソルラクト						
酢酸 リンゲル液	ヴィーン F ソルアセト F ソリューゲン F						
糖加乳酸 リンゲル液	ラクテック D ソルラクト D						50g
糖加酢酸 リンゲル液	ヴィーン D ソルアセト D ソリューゲン G						

・それぞれ 1,000mL あたりの組成。
・実際の組成は製品ごとに異なり、Mg^{2+} や P を含む輸液もある（詳細は p.49〜56）。

▶ HCO_3^- は、アルカリ成分として働き、体内の pH を調整する。
▶緩衝剤（乳酸イオンや酢酸イオン）は、体内で HCO_3^- に変換される。

●ラクテックまとめ

	ラクテック	ラクテック D	ラクテック G
分類	乳酸リンゲル液	5%糖加 乳酸リンゲル液	5%糖加 乳酸リンゲル液
糖加成分と量	—	ブドウ糖：50g （Dextrose）	ソルビトール：50g （Sorbitol/Glucitol）
エネルギー	—	200kcal	200kcal
Na^+	130mEq		
K^+	4mEq		
Ca^{2+}	3mEq		
Cl^-	109mEq		
L-Lactate$^-$	28mEq		

それぞれ 1,000mL あたりの組成。

●ソルラクトまとめ

	ソルラクト	ソルラクト D	ソルラクト S	ソルラクト TMR
分類	乳酸リンゲル液	5％糖加 乳酸リンゲル液	5％糖加 乳酸リンゲル液	5％糖加 乳酸リンゲル液
糖加成分と量	―	ブドウ糖：50g （Dextrose）	ソルビトール： 50g （Sorbitol／Glucitol）	マルトース：50g （Maltose）
エネルギー	―	200kcal	200kcal	200kcal
Na^+	131mEq			
K^+	4mEq			
Ca^{2+}	3mEq			
Cl^-	110mEq			
$L\text{-}Lactate^-$	28mEq			

それぞれ 1,000mL あたりの組成。

●ソルアセトまとめ

	ソルアセト F	ソルアセト D
分類	酢酸リンゲル液	5%糖加酢酸リンゲル液
ブドウ糖	—	50g
エネルギー	—	200kcal
Na$^+$	131mEq	
K$^+$	4mEq	
Ca^{2+}	3mEq	
Cl$^-$	109mEq	
Acetate$^-$	28mEq	

それぞれ 1,000mL あたりの組成。

●ヴィーンまとめ（維持液を含む）

	ヴィーン F	ヴィーン D	ヴィーン 3G
分類	酢酸リンゲル液	5%糖加酢酸リンゲル液	5%糖加酢酸維持液
ブドウ糖	—	50g	50g
エネルギー	—	200kcal	200kcal
Na^+	130mEq		45mEq
K^+	4mEq		17mEq
Ca^{2+}	3mEq		—
Mg^{2+}	—		5mEq
Cl^-	109mEq		37mEq
$H_2PO_4^-$	—		10mEq
CH_3COO^-	28mEq		20mEq

それぞれ 1,000mL あたりの組成。

●ソリューゲンまとめ

	ソリューゲン F	ソリューゲン G
分類	酢酸リンゲル液	5%糖加酢酸リンゲル液
ブドウ糖	—	50g
エネルギー	—	200kcal
Na^+	130mEq	
K^+	4mEq	
Ca^{2+}	3mEq	
Cl^-	109mEq	
CH_3COO^-	28mEq	

それぞれ 1,000mL あたりの組成。

●フィジオまとめ（維持液などを含む）

	フィジオゾール 3号	フィジオ 35	フィジオ 70	フィジオ 140
分類	10%糖加乳酸維持液	10%糖加酢酸維持液	2.5%糖加電解質輸液	1%糖加酢酸リンゲル液
ブドウ糖	100g	100g	25g	10g
エネルギー	400kcal	400kcal	100kcal	40kcal
Na^+	35mEq	35mEq	70mEq	140mEq
K^+	20mEq	20mEq	4mEq	4mEq
Mg^{2+}	3mEq	3mEq	—	2mEq
Ca^{2+}	—	5mEq	3mEq	3mEq
Cl^-	38mEq	28mEq	52mEq	115mEq
$Acetate^-$	—	20mEq	25mEq	25mEq
$L\text{-}Lactate^-$	20mEq	—	—	—
$Gluconate^-$	—	5mEq	—	3mEq
$Citrate^{3-}$	—	—	—	6mEq
P	—	10mmol	—	—

・それぞれ 1,000mL あたりの組成。
・商品名の語尾の数字は、Na の含有量を表している。

●重炭酸リンゲル液まとめ

	ビカネイト	ビカーボン
分類	重炭酸リンゲル液	重炭酸リンゲル液
Na^+	130mEq	135mEq
K^+	4mEq	4mEq
Mg^{2+}	2mEq	1mEq
Ca^{2+}	3mEq	3mEq
Cl^-	109mEq	113mEq
HCO_3^-	28mEq	25mEq
$Citrate^{3-}$	4mEq	5mEq

それぞれ 1,000mL あたりの組成。

●人工膠質液の代表例まとめ

	ボルベン6%	低分子デキストランL	サヴィオゾール
分類	代用血漿剤	10%デキストラン40加乳酸リンゲル液	3%デキストラン40加乳酸リンゲル液
血漿増量剤の配合量	60g	100g	30g
Na^+	154mEq	130mEq	130mEq
K^+	—	4mEq	4mEq
Ca^{2+}	—	3mEq	3mEq
Cl^-	154mEq	109mEq	109mEq
L-Lactate$^-$	—	28mEq	28mEq

・それぞれ1,000mLあたりの組成。
・血漿増量剤として、ボルベン6%には「ヒドロキシエチルデンプン130000」が配合され、低分子デキストランL、サヴィオゾールには「デキストラン40」が配合されている。

●リンゲル液と人工膠質液の主な商品名一覧

	主な商品名	
	標準輸液	糖加輸液 （ブドウ糖やマルトースなどを追加）
乳酸リンゲル液	ラクテック ソルラクト ニソリ ラクトリンゲル "フソー" ハルトマン pH8「NP」 ハルトマン「コバヤシ」	ラクテック D ラクテック G ソルラクト D ソルラクト S ソルラクト TMR ポタコール R ニソリ M ニソリ・S ラクトリンゲル M「フソー」 ラクトリンゲル S「フソー」 ハルトマン D「フソー」
酢酸リンゲル液	ソルアセト F ソリューゲン F ヴィーン F リナセート F	ソルアセト D フィジオ 140 ソリューゲン G アクメイン D ヴィーン D ペロール リナセート D
重炭酸 リンゲル液	ビカーボン ビカネイト	―
人工膠質液	ボルベン 6% 低分子デキストラン L サヴィオゾール	低分子デキストラン糖

第2章 細胞外液補充液

column
乳酸リンゲル液と酢酸リンゲル液はどう違う？

> 同じリンゲル液だけど…

　リンゲル液で使用頻度が高いのは乳酸リンゲル液（ラクテック、ソルラクトなど）や酢酸リンゲル液（ソルアセトF、ヴィーンFなど）とのことでした。果たしてこれらはどう違い、どう使い分けているのでしょうか？

> 肝機能低下時には

　乳酸リンゲル液には乳酸が含まれているため、肝不全など肝機能低下時には乳酸アシドーシスを発症する可能性があるとされています。
　一方で、酢酸は肝臓以外の骨格筋でも代謝されることから、酢酸リンゲル液は肝不全時でもアシドーシスのリスクが低いと考えられています。

> 文献的にはそんなに差はない？

　ただ、文献的には乳酸リンゲル液と酢酸リンゲル液を比較した結果、肝障害時であっても臨床上問題となることはほとんどなく、それぞれに大きな差はないとも考えられています[*1]。

> おわりに

　これらのことから、乳酸リンゲルを肝不全患者に投与する際のリスクは押さえておいたうえで、普段の業務では両者の違いをそこまで気にする必要はなさそうですね。

引用・参考文献
*1　大柳治正監修. やさしく学ぶための輸液・栄養の第一歩（第三版）. 大塚製薬工場, 2012, 38.

Memo

第 2 章で学んだ内容を確認

☑ ☑ **生理食塩液の注意点がわかった** (▶ p.40)

☑ ☑ **リンゲル液の特徴と全体像がわかった** (▶ p.42)

☑ ☑ **嘔吐で使う主な輸液がわかった** (▶ p.44)

☑ ☑ **下痢で使う主な輸液がわかった** (▶ p.45)

☑ ☑ **膠質液と人工膠質液がわかった** (▶ p.46)

覚えた項目に☑をつけていくと、
学習状況を把握することができます

引用・参考文献

1) 佐藤弘明. "輸液製剤の組成と体内分布". レジデントのための これだけ輸液. 東京, 日本医事新報社, 2020, 30.
2) Grandjean, AC. et al. Hydration: Fluids for Life. https://iafns.org/wp-content/uploads/2016/06/HYD-Hydration-Fluids-for-Life.pdf（2024/12/1 閲覧）
3) 前掲書 1. "輸液製剤の適応と使い方". 67.
4) 前掲書 1. "輸液製剤の適応と使い方". 70.
5) 北別府考輔. もっとわかる ナースのための急性期 ICU 救急の輸液. 山下茂樹監修. 東京, 照林社, 2023, 31.
6) 菅野慶彦編著. ひと目でなっとく！水・電解質・酸塩基平衡. 大阪, メディカ出版, 2024.
7) 特集：ごっそり身につく 輸液・輸血の知識と実践力. オペナーシング. 38（10）, 2023, 6-58.
8) 田中竜馬. 竜馬先生の血液ガス白熱講義 150 分. 東京, 中外医学社, 2017.

第 3 章

栄養輸液

第 3 章で学ぶ内容をチェック

- ☑☑ PPN輸液の特徴と組成がわかる（▶p.62）
- ☑☑ TPN輸液の特徴と組成がわかる（▶p.64）
- ☐☑ 脂肪乳剤の特徴と注意点がわかる（▶p.66）
- ☐☑ アミノ酸輸液の特徴と違いがわかる（▶p.68）
- ☐☐ リフィーディング症候群がわかる（▶p.70）

すでに知っている項目に☑をつけていくと、
学習状況を把握することができます

この章で扱う輸液例

ビーフリード、パレプラス、エネフリード、ハイカリック、ハイカリックRF、リハビックス-K、ピーエヌツイン、フルカリック、ネオパレン、キドパレン、エルネオパNF、ワンパル、ミキシッドL/H、イントラリポス、アミパレン、プロテアミン12、アミノレバン、モリヘパミン、キドミン、ネオアミュー など

本章では輸液末尾の「1号」などの表記を省略しています。各輸液の組成と号数は、本章まとめ（p.72〜83）をご参照ください。

前半はこの章で終わりです。第1〜3章を読み通せば、輸液の全体像を把握することができます！

> 第**3**章　栄養輸液

❶ 末梢静脈栄養（PPN）輸液

～ビーフリード、パレプラス、エネフリードなど～

✅ 代表的な PPN[※1] 輸液と組成

ビーフリード＝**電解質**＋**ブドウ糖**＋アミノ酸＋ビタミン B_1

パレプラス＝**電解質**＋**ブドウ糖**＋アミノ酸＋9種類のビタミン

エネフリード＝**電解質**＋**ブドウ糖**＋アミノ酸＋9種類のビタミン＋脂肪乳剤

文献によっては「アミノ酸加総合電解質輸液」とも記載されている。

Memo

- ブドウ糖は、エネルギー源として利用される。
- アミノ酸は、筋肉の分解を抑制する。
- ビタミンは、糖代謝やアミノ酸代謝に必要。

✅ ビタミン B_1 が重要な理由

ビタミン B_1 は半減期が短く、不足するとウェルニッケ脳症や脚気を発症する。そのほか、糖代謝に必要な成分であり、不足すると重大な副作用である**乳酸アシドーシス**を引き起こす危険がある[※2]。

※1　PPN：末梢静脈栄養（peripheral parenteral nutrition）
※2　「静脈経腸栄養ガイドライン 第3版」では、静脈栄養時にはビタミン B_1 を必ず 3mg/日以上投与するよう記載がある[1]（アメリカ食品医薬品局［FDA］の推奨量は 6mg/日）。
※3　糖質やタンパク質は「1g あたり 4kcal」に対し、脂質は「1g あたり 9kcal」のためエネルギー比率が高い。

62

| 1 | 2 | 3 | 4 | 5 | 6 | 7 |

各 PPN 輸液のエネルギー量（kcal）

ビーフリード
500mL で
210kcal

パレプラス
500mL で
210kcal

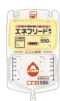
エネフリード
550mL で
310kcal

エネフリードは、少ない水分量で効率的にエネルギーを取り入れることができる[※3]。

Memo
- パレプラスとエネフリードは、遮光カバーが必要。
- ビーフリードの単独投与では、遮光カバーは原則、不要[※4]。

次のステップへ

末梢静脈から投与する栄養輸液は、いずれも短期間（2週間まで）の投与が前提です。2週間を超えて輸液管理が必要な場合、原則として、中心静脈栄養輸液に移行する必要があります。中心静脈栄養で使う代表的な輸液は、次に出てくるハイカリック、エルネオパ NF などです。

[※4] 一部の輸液で遮光カバーが必要な理由は、ビタミン B_{12} などが光によって分解されてしまうため。ビーフリードに含まれるビタミン B_1 は短時間では光分解の影響を受けにくいため、単独投与での適正使用においては原則不要となる。ただし、光分解されやすいビタミン剤などを混合した場合や、直射日光などの光が強くあたる状況下では遮光カバーの使用が推奨されている[2]。

第3章　栄養輸液

❷ 中心静脈栄養（TPN）輸液

〜ハイカリック、フルカリック、エルネオパ NF など〜

✔ 代表的な TPN[※1] 輸液と組成

ハイカリック[※2] ＝電解質＋ブドウ糖

ピーエヌツイン＝電解質＋ブドウ糖＋アミノ酸

ミキシッド L/H＝電解質＋ブドウ糖＋アミノ酸＋脂質

フルカリック＝電解質＋ブドウ糖＋アミノ酸＋総合ビタミン

エルネオパ NF＝電解質＋ブドウ糖＋アミノ酸＋総合ビタミン＋微量元素

臨床では「高カロリー輸液」と呼ばれることも多い。

Memo

- ビタミン剤を含まない TPN 輸液は、ビタミン B₁ を含む総合ビタミン剤の追加投与が必要（前項参照）。
- 多くの栄養輸液が隔壁構造（マルチバッグ製剤）になっているのは、メイラード反応[※3] による配合変化を防ぐため。

✔ 血糖値の変動、隔壁開通忘れに注意

TPN 輸液は、急速投与による高血糖や輸液を止めた際の低血糖など、血糖値の変動に注意する[※4]。このほか、隔壁を未開通のまま投与してしまう事例も報告されている。特にビタミンや微量元素が入っている小室は開通忘れが多いため、準備のときだけでなく、投与時にも開通の有無を確認する。

※1　TPN：中心静脈栄養（total parenteral nutrition）。食事や経腸栄養を併用することによって、中心静脈栄養の投与エネルギー量が総投与エネルギー量の 60％未満になっている場合は、SPN：補完的中心静脈栄養（supplemental parenteral nutrition）と呼ぶ。
※2　ハイカリック製剤には「ハイカリック」と「ハイカリック RF」がある。
※3　糖とアミノ酸が混ざると輸液が褐色に変化する。この反応をメイラード反応と呼ぶ。
※4　ブドウ糖の投与速度は 5mg/kg/ 分（侵襲時は 4mg/kg/ 分）までに抑える[1]。

| 1 | 2 | 3 | 4 | 5 | 6 | 7 |

╲ TPN輸液の全体像 ╱

ハイカリック
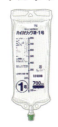

ハイカリックRF[※5]
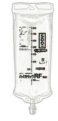

リハビックス-K[※6]
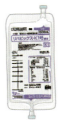

ピーエヌツイン
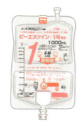

フルカリック
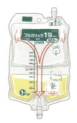

ネオパレン
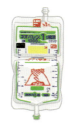

キドパレン
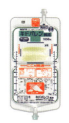

ミキシッドL/H[※7]
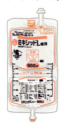

エルネオパNF[※8]
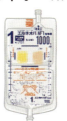

ワンパル
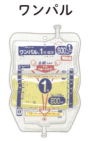

各輸液の組成はまとめページ参照。

第3章 ❷ 中心静脈栄養（TPN）輸液

※5　RF：renal failure（腎不全）。
※6　K：kalorie（独語でカロリー）の頭文字。
※7　インタビューフォームにアルファベットに関する記載はないが、糖質の含有量や総エネルギー量の違いから「low/high」の意味だと考えられる。
※8　NF：new formula（新しい組成）。

第3章 栄養輸液

❸ 脂肪乳剤

〜イントラリポス、エネフリード、ミキシッドなど〜

✓ 必須脂肪酸を補充する

3大栄養素の1つである脂質（必須脂肪酸）を補充するための輸液。
脂肪乳剤は効率的にエネルギーを補給することができるため、相対的に投与する水分量や糖質量を減らすことができる。脂質欠乏症になると、免疫不全、脂肪肝、皮膚の乾燥などの症状が出現する可能性がある[※1]。

脂肪乳剤を含有した輸液

イントラリポス
（脂肪単剤）

エネフリード
（p.72 参照）

ミキシッド L/H
（p.82 参照）

イントラリポス輸液には、10％製剤と20％製剤がある。

✓ 感染に注意する

脂肪乳剤には「感染リスクが高い」という欠点がある。「静脈経腸栄養ガイドライン 第3版」では「24時間以内に輸液ラインを交換する」ことが推奨されており、ほかの脂肪乳剤も同様に感染リスクがある[※2]。

※1 血中の脂質が不足すると、臓器に脂質を届けるために肝臓で脂肪の合成が促進され、脂肪肝になってしまう。また、血中のブドウ糖が過剰になると、インスリンの作用により肝臓で脂肪合成が促進される[3]。
※2 鎮静薬のプロポフォール（商品名：ディプリバン）も脂肪乳剤だが、添付文書では「12時間を超えて使用する場合は、新たな注射器、チューブ類及び本剤を使用すること」という記載がある。

✅ 投与速度

「静脈経腸栄養ガイドライン第3版」では「脂肪乳剤は0.1g/kg/時以下の速度」で投与することが推奨されている。投与速度が速いと、血中の中性脂肪が上昇してしまうおそれがある。体重別のイントラリポス投与速度（早見表）はp.73参照。

✅ 単独投与すべき？

イントラリポスは「原則として単独投与」が推奨されているが[4]、高カロリー輸液の側管から投与しても「栄養輸液と脂肪乳剤はライン内で上下2層に分かれて輸送されるため、混和による凝集リスクが低い」とする報告もある[5]。施設によってルールが異なるため、側管からの投与時は、医師または薬剤師に確認する[※3]。

Memo
- 脂肪乳剤は、輸液ラインのフィルターを通すと詰まる可能性があるため、フィルターよりも患者側のラインに接続して滴下する（p.94：4-❹参照）。
- イントラリポス20%は、局所麻酔薬中毒の治療薬としても使うことがある[6]。

次のステップへ

三大栄養素のうち、ここまで糖質と脂質に関する輸液を見てきました。次項ではアミノ酸輸液について見ていきます。アミノ酸輸液は、製品によってアミノ酸の含有比率が異なり、病態に応じて使い分けが必要です。少し専門用語が増えますが、なるべく簡潔にまとめていきます。

※3　イントラリポスの浸透圧比は「1」なので、末梢静脈から投与する場合、ビーフリードなど浸透圧比が高い輸液と併用することで浸透圧比が下がるので、血栓性静脈炎の予防に有用とされている[1]。浸透圧比に関してはp.122参照。

第3章　栄養輸液

④ アミノ酸輸液の違い

〜アミパレン、アミノレバン、キドミン、ネオアミユーなど〜

●アミノ酸輸液の分類と特徴

	輸液例	主な特徴
総合アミノ酸輸液[※1]	アミパレン アミニック アミゼット B モリアミン S モリプロン F プロテアミン 12	18 種類のアミノ酸がバランスよく配合され、安定期や侵襲期に使用する。 高 Na 血症などの電解質異常にも使用されるが、プロテアミン 12 は Na^+ と Cl^- の含有量が多く、モリアミン S は Cl^- 含有量が多い。
肝不全用アミノ酸輸液	アミノレバン モリヘパミン テルフィス ヒカリレバン	BCAA[※2] の含有量が多く、AAA[※3] の含有量を減らした配合で、肝性脳症の治療薬として使用する。長期投与には適していないため、肝性脳症の改善後は総合アミノ酸輸液に変更する。 アミノレバンは Cl^- 含有量が多い。
腎不全用アミノ酸輸液	キドミン ネオアミユー	腎不全患者の血中アミノ酸パターンを改善する配合で、E/N 比[※4] が高い。透析導入前の腎不全で使用するが、透析導入後は総合アミノ酸輸液を使用する。
小児用アミノ酸輸液	プレアミン -P	3 歳以下の幼児に使用。タウリンを配合し、アルギニンなどを強化。脳障害や成長障害を引き起こす可能性があるアミノ酸を減量している。

［文献 7、8 を参考に作成］

※ 1　文献によっては「総合アミノ酸輸液」と「侵襲期アミノ酸輸液」に分けている。
※ 2　BCAA：分岐鎖アミノ酸（branched chain amino acid）。アミノ酸の種類には、バリン、ロイシン、イソロイシンがある。
※ 3　AAA：芳香族アミノ酸（aromatic amino acid）。アミノ酸の種類には、チロシン、フェニルアラニンなどがある。
※ 4　E/N 比：必須アミノ酸（essential amino acid）と非必須アミノ酸（non-essential amino acid）の比率。

| 1 | 2 | 3 | 4 | 5 | 6 | 7 |

✓ アミノ酸輸液を使う場面

TPN 基本液（ハイカリック、ハイカリック RF、リハビックス -K）にはアミノ酸が含まれていないため、TPN 基本液を使用する際は、必ずアミノ酸輸液を併用する。アミノ酸を含む TPN キット製剤を使用する際も、アミノ酸量が不十分な場合は追加することがある。

Memo

肝不全になると、AAA の血中供給量が増加すること、筋肉や心臓で BCAA が分解されることで、Fischer（フィッシャー）比[5]が低下する。BCAA は筋肉で代謝され、アンモニアを無毒化する役割を持つ。肝不全用のアミノ酸輸液では、BCAAの配合比率を高めて AAA の配合率を低めることで、アミノ酸のバランスを保っている。

次のステップへ

この章では身体に必要不可欠な栄養素と輸液について学びました。しかし、栄養輸液にも弊害があります。長期間の飢餓状態や栄養不良の状態で、急に栄養を投与すると容態が悪化する可能性があります。本章の最後に、栄養の投与に伴う「リフィーディング症候群」を見ていきましょう。

※5　Fischer 比：BCAA と AAA の比率（BCAA/AAA）。

第3章 ④ アミノ酸輸液の違い

第3章 栄養輸液

番外編 リフィーディング症候群
～低BMI、長期間の絶食、電解質異常などで注意～

✓ リフィーディング症候群（refeeding syndrome）※1

慢性的な低栄養状態の患者に対し、急速に栄養を投与することで起こる代謝性合併症のこと。脳や心臓などに機能障害を引き起こし、重症化すると致死的となる危険な状態※2。

✓ 発症機序

長期間の低栄養状態から、急に栄養（特にブドウ糖）が投与されると、インスリン分泌が増加し、ブドウ糖、P、Mg、Kなどが細胞内に取り込まれる。その結果、血中の電解質が不足し、低P血症、低Mg血症、低K血症が起こる。

慢性的な低栄養状態での過剰な栄養負荷によるリスク

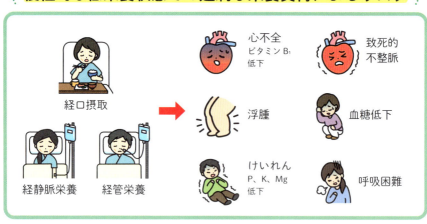

［文献9を参考に作成］

※1 feed：摂食。refeedは「再び栄養を取り入れる」ことを指す。
※2 リフィーディング症候群は、投与経路（経口・経腸・経静脈）にかかわらず発症する。

●リフィーディング症候群、ハイリスク患者の判断基準

以下の項目が 1 つ以上当てはまる
・BMI 16 未満 ・過去 3～6 カ月間の意図しない 15%以上の体重減少 ・10 日間以上の経口摂取減少または絶食 ・栄養療法開始前の血清 P、Mg、K 低値
以下の項目が 2 つ以上当てはまる
・BMI 18.5 未満 ・過去 3～6 カ月間の意図しない 10%以上の体重減少 ・5 日間以上の経口摂取減少または絶食 ・アルコールの濫用、またはインスリン、化学療法薬、制酸薬、利尿薬を含む薬剤の使用歴

［文献 10 を参考に作成］

✅ P（リン）は重要

P は、エネルギーの産生に関わる ATP[※3] の合成に必須。低 P 血症で ATP が不足すると、脳、心臓、筋肉などに障害が起こり、神経障害や呼吸不全、心室性不整脈などを発症するおそれがある。

✅ 予防と対策

・ハイリスク患者の場合、栄養開始時は 10kcal/kg/ 日[※4] から開始し、数日ごとに投与熱量を増加させる。
・ビタミン B_1 を 3mg/ 日以上投与、血清 P、K、Mg を連日モニタリングして補充すること、脂肪乳剤の投与などが推奨されている[1)]。

※3 ATP：アデノシン三リン酸（adenosine tri-phosphate）。
※4 15 日間以上の絶食、または BMI 14 未満などの重度低栄養患者は、5kcal/kg/ 日から慎重に開始する。

第3章 栄養輸液まとめ

●代表的な PPN 輸液を比較

	ビーフリード	パレプラス	エネフリード
容量	1,000mL	1,000mL	1,100mL
ブドウ糖	75g	75g	75g
	糖濃度 7.5%	糖濃度 7.5%	糖濃度 6.8%
アミノ酸	30g	30g	30g
脂肪	—	—	20g
エネルギー	420kcal	420kcal	620kcal
Na^+	35mEq	34.2mEq	35mEq
K^+	20mEq	20mEq	20mEq
Mg^{2+}	5mEq	5.1mEq	5mEq
Ca^{2+}	5mEq	5mEq	5mEq
Cl^-	35mEq	35.2mEq	35mEq
SO_4^{2-}	5mEq	5.1mEq	5mEq
Acetate$^-$	16mEq	1.2mEq	16.4mEq
L-Lactate$^-$	20mEq	25.5mEq	21.1mEq
Gluconate$^-$	—	—	5.0mEq
Citrate^{3-}	6mEq	12mEq	6.3mEq
P	10mmol	10mmol	10mmol
Zn	5μmol	4.9μmol	5μmol
ビタミン	ビタミン B_1 のみ配合 （水溶性）	9種類配合 （すべて水溶性）	9種類配合 （すべて水溶性）

・隔壁開通後の組成。　　　　　　　　　　　　　　　　　　　［文献1を参考に作成］
・具体的なビタミンの種類は p.83 参照。
・ビーフリードとパレプラスには、それぞれ 500mL 製剤があり、エネフリードには 550mL 製剤がある。

● イントラリポスまとめ

		イントラリポス 10%	イントラリポス 20%		
		250mL	250mL	100mL	50mL
有効成分	精製大豆油	25g	50g	20g	10g
添加物	精製卵黄レシチン 濃グリセリン 水酸化ナトリウム	3g 5.5g 適量	3g 5.5g 適量	1.2g 2.2g 適量	0.6g 1.1g 適量
エネルギー		約 275kcal	約 500kcal	約 200kcal	約 100kcal

● 体重別イントラリポス投与速度の早見表（0.1g/kg/ 時以下）

	イントラリポス 10%	イントラリポス 20%
体重 40kg の場合	40mL/ 時以下	20mL/ 時以下
体重 50kg の場合	50mL/ 時以下	25mL/ 時以下
体重 60kg の場合	60mL/ 時以下	30mL/ 時以下

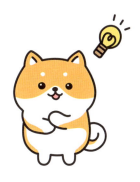

●代表的な TPN 輸液の簡易組成表

	輸液名	電解質	ブドウ糖	アミノ酸	ビタミン	微量元素	脂肪
基本液	ハイカリック	●	●	—	—	—	—
	ハイカリック RF						
	リハビックス -K						
キット製剤（隔壁開通式）	ピーエヌツイン	●	●	●	—		—
	フルカリック				●		
	ネオパレン				●		
	キドパレン						
	エルネオパ NF				●	●	
	ワンパル				●	●	—
	ミキシッド L/H				—		●

●：含まれている、—：含まれていない　　　　　　　　　　　　［文献 7 を参考に作成］

ハイカリック製剤の特徴と違い

▶ハイカリック：Na^+ と Cl^- が含まれていない。
▶ハイカリック RF：腎不全用。K^+ と P を含まず、糖濃度が高い。

ほかの TPN 輸液の特徴や注意点

▶リハビックス -K：小児用。尿中排泄に合わせて電解質を調整。
▶キドパレン：慢性腎不全用。K^+ と P を含まず、糖濃度が高い。

ビタミンを含まない輸液は、ビタミン B_1 を含む総合ビタミン剤を必ず併用する（乳酸アシドーシスの予防）。

●ハイカリックまとめ

	ハイカリック 1号	ハイカリック 2号	ハイカリック 3号	ハイカリック RF
容量	700mL	700mL	700mL	500mL
ブドウ糖	120g	175g	250g	250g
	糖濃度 17.1%	糖濃度 25%	糖濃度 35.7%	糖濃度 50%
エネルギー	480kcal	700kcal	1,000kcal	1,000kcal
Na$^+$	—			25mEq
K$^+$	30mEq			—
Mg^{2+}	10mEq			3mEq
Ca^{2+}	8.5mEq			3mEq
Cl$^-$	—			15mEq
SO$_4{}^{2-}$	10mEq			—
Acetate$^-$	25mEq		22mEq	—
L-Lactate$^-$	—			15mEq
Gluconate$^-$	8.5mEq			3mEq
P	150mg		250mg	—
Zn	10μmol		20μmol	10μmol

ハイカリック RF には、250mL 製剤もある。

第3章 まとめ

● リハビックス-K まとめ（小児用の高カロリー輸液）

	リハビックス-K1 号	リハビックス-K2 号
容量	500mL	500mL
ブドウ糖	85g	105g
	糖濃度 17%	糖濃度 21%
エネルギー	340kcal	420kcal
Na^+	5mEq	—
K^+	10mEq	15mEq
Mg^{2+}	1mEq	2.5mEq
Ca^{2+}	4mEq	7.5mEq
Cl^-	—	—
Acetate$^-$	1mEq	2.5mEq
L-Lactate$^-$	9mEq	2.5mEq
P	5mmol	10mmol
Zn	$10\,\mu$mol	$10\,\mu$mol

●ピーエヌツインまとめ

	ピーエヌツイン-1号	ピーエヌツイン-2号	ピーエヌツイン-3号
容量	1,000mL	1,100mL	1,200mL
ブドウ糖	120g	180g	250.4g
	糖濃度 12%	糖濃度 16.36%	糖濃度 20.87%
アミノ酸	20g	30g	40g
エネルギー	560kcal	840kcal	1,160kcal
NPC/N 比	158		164
Na^+	50mEq		51mEq
K^+	30mEq		
Mg^{2+}	6mEq		
Ca^{2+}	8mEq		
Cl^-	50mEq		
SO_4^{2-}	6mEq		
$Acetate^-$	34mEq	40mEq	46mEq
$Gluconate^-$	8mEq		
Phosphate	8mmol		
Zn	$20\,\mu$mol		

・隔壁開通後の組成。
・NPC/N 比：非タンパクカロリー／窒素比（non-protein calorie/nitrogen）。

●フルカリックまとめ

	フルカリック1号		フルカリック2号		フルカリック3号
容量	903mL	1,354.5mL	1,003mL	1,504.5mL	1,103mL
ブドウ糖	120g	180g	175g	262.5g	250g
	糖濃度 13.3%		糖濃度 17.5%		糖濃度 22.7%
アミノ酸	20g	30g	30g	45g	40g
エネルギー	560kcal	840kcal	820kcal	1,230kcal	1,160kcal
NPC/N比	154		150		160
Na^+	50mEq	75mEq	50mEq	75mEq	50mEq
K^+	30mEq	45mEq	30mEq	45mEq	30mEq
Mg^{2+}	10mEq	15mEq	10mEq	15mEq	10mEq
Ca^{2+}	8.5mEq	12.75mEq	8.5mEq	12.75mEq	8.5mEq
Cl^-	49mEq	73.5mEq	49mEq	73.5mEq	49mEq
$Acetate^-$	11.9mEq	17.85mEq	11.9mEq	17.85mEq	11.9mEq
$L\text{-}Lactate^-$	30mEq	45mEq	30mEq	45mEq	30mEq
$Gluconate^-$	8.5mEq	12.75mEq	8.5mEq	12.75mEq	8.5mEq
P	250mg	375mg	250mg	375mg	250mg
Zn	$20\mu mol$	$30\mu mol$	$20\mu mol$	30mEq	20mEq
ビタミン	13種類配合（水溶性9種類、脂溶性4種類）				

・隔壁開通後の組成。
・具体的なビタミンの種類は p.83 参照。

●ネオパレンとキドパレンまとめ

	ネオパレン1号		ネオパレン2号		キドパレン
容量	1,000mL	1,500mL	1,000mL	1,500mL	1,050mL
ブドウ糖	120g	180g	175g	262.5g	342.2g
糖濃度	12%		17.5%		32.6%
アミノ酸	20g	30g	30g	45g	32.8g
エネルギー	560kcal	840kcal	820kcal	1230kcal	1,500kcal
NPC/N比	153		149		300
Na^+	50mEq	75mEq	50mEq	75mEq	50mEq
K^+	22mEq	33mEq	27mEq	41mEq	—
Mg^{2+}	4mEq	6mEq	5mEq	7.5mEq	6mEq
Ca^{2+}	4mEq	6mEq	5mEq	7.6mEq	6mEq
Cl^-	50mEq	75mEq	50mEq	75mEq	40mEq
SO_4^{2-}	4mEq	6mEq	5mEq	8mEq	—
Acetate$^-$	47mEq	71mEq	53mEq	80mEq	18mEq
L-Lactate$^-$	—	—	—	—	16mEq
Citrate^{3-}	4mEq	6mEq	12mEq	18mEq	9mEq
Succinate^{2-}	—	—	12mEq	18mEq	—
P	5mmol	7.6mmol	6mmol	9mmol	—
Zn	20μmol	30μmol	20μmol	30μmol	20μmol
ビタミン	13種類配合（水溶性9種類、脂溶性4種類）				

・隔壁開通後の組成。　　・具体的なビタミンの種類は p.83 参照。

● エルネオパ NF まとめ

	エルネオパ NF1 号			エルネオパ NF2 号		
容量	1,000mL	1,500mL	2,000mL	1,000mL	1,500mL	2,000mL
ブドウ糖	120g	180g	240g	175g	262.5g	350g
	糖濃度 12%			糖濃度 17.5%		
アミノ酸	20g	30g	40g	30g	45g	60g
エネルギー	560kcal	840kcal	1,120kcal	820kcal	1,230kcal	1,640kcal
NPC/N 比	153			149		
Na^+	50mEq	75mEq	100mEq	50mEq	75mEq	100mEq
K^+	22mEq	33mEq	44mEq	27mEq	41mEq	54mEq
Mg^{2+}	4mEq	6mEq	8mEq	5mEq	7.5mEq	10mEq
Ca^{2+}	4mEq	6mEq	8mEq	5mEq	7.6mEq	10mEq
Cl^-	50mEq	75mEq	100mEq	50mEq	75mEq	100mEq
SO_4^{2-}	4mEq	6mEq	8mEq	5mEq	8mEq	10mEq
$Acetate^-$	39mEq	58mEq	78mEq	48mEq	72mEq	96mEq
$L\text{-}Lactate^-$	11mEq	17mEq	23mEq	14mEq	21mEq	28mEq
$Citrate^{3-}$	8mEq	11mEq	15mEq	12mEq	18mEq	24mEq
P	5mmol	7.6mmol	10mmol	6mmol	9mmol	12mmol
ビタミン	13 種類配合（水溶性 9 種類、脂溶性 4 種類）					
微量元素	5 種類配合：Fe、Cu、Zn、I、Mn（左から鉄、銅、亜鉛、ヨウ素、マンガン）					

・隔壁開通後の組成。
・具体的なビタミンの種類は p.83 参照。

●ワンパルまとめ

	ワンパル1号		ワンパル2号	
容量	800mL	1,200mL	800mL	1,200mL
ブドウ糖	120g	180g	180g	270g
	糖濃度 15%		糖濃度 22.5%	
アミノ酸	20g	30g	30g	45g
エネルギー	560kcal	840kcal	840kcal	1,260kcal
NPC/N 比	158		158	
Na^+	50mEq	75mEq	50mEq	75mEq
K^+	25mEq	37.5mEq	30mEq	45mEq
Mg^{2+}	6mEq	9mEq	6mEq	9mEq
Ca^{2+}	8mEq	12mEq	8mEq	12mEq
Cl^-	50mEq	75mEq	50mEq	75mEq
SO_4^{2-}	6.1mEq	9.2mEq	6.1mEq	9.2mEq
Acetate$^-$	29mEq	43.6mEq	40mEq	60.1mEq
L-Lactate$^-$	5.2mEq	7.8mEq	4.6mEq	7mEq
Citrate^{3-}	11.7mEq	17.6mEq	14.4mEq	21.6mEq
P	8mmol	12mmol	8mmol	12mmol
ビタミン	13 種類配合（水溶性 9 種類、脂溶性 4 種類）			
微量元素	5 種類配合：Fe、Cu、Zn、I、Mn（左から鉄、銅、亜鉛、ヨウ素、マンガン）			

・隔壁開通後の組成。
・具体的なビタミンの種類は p.83 参照。

● ミキシッドまとめ

	ミキシッド L	ミキシッド H
容量	900mL	900mL
ブドウ糖	110g	150g
	糖濃度 12.2%	糖濃度 16.7%
アミノ酸	30g	30g
脂肪	15.6g	19.8g
	脂肪濃度 1.7%	脂肪濃度 2.2%
エネルギー	700kcal	900kcal
NPC/N 比	126	169
Na^+	35mEq	
K^+	27mEq	
Mg^{2+}	5mEq	
Ca^{2+}	8.5mEq	
Cl^-	44mEq	40.5mEq
SO_4^{2-}	5mEq	
$Acetate^-$	25mEq	
$Gluconate^-$	8.5mEq	
P	150mg	200mg
Zn	$10\mu mol$	$10\mu mol$

隔壁開通後の組成。

●添付文書に登場するビタミン

	化合物名	常用名
水溶性	チアミン	ビタミン B_1
	リボフラビン	ビタミン B_2
	ピリドキシン	ビタミン B_6
	シアノコバラミン	ビタミン B_{12}
	ニコチン酸アミド	ナイアシン（ビタミン B_3）
	パンテノール	パンテノール（ビタミン B_5）
	ビオチン	ビオチン（ビタミン B_7）
	葉酸	葉酸（ビタミン B_9）
	アスコルビン酸	ビタミン C
脂溶性	レチノールパルミチン酸 （またはビタミン A 油）	ビタミン A
	エルゴカルシフェロール （またはコレカルシフェロール）	ビタミン D
	トコフェロール	ビタミン E
	フィトナジオン	ビタミン K_1

エルゴカルシフェロールはビタミン D_2、コレカルシフェロールはビタミン D_3。

水溶性のビタミンは 9 種類、脂溶性のビタミンは 4 種類

第3章 栄養輸液

column

栄養輸液を食事にたとえると？

> 栄養輸液を視覚化したい

　ビーフリード（500mL）1袋は210kcalとのことでした。ビーフリード1日2袋というのはもしかしたらよく見かけるオーダーかもしれませんが、これは食事にたとえるとどんな感じなのでしょうか？少し想像してみましょう。

> ビーフリード2袋をごはんにたとえると…

　例えばごはんを少なめ（130g）に盛ったとき、これがだいたい200kcalです[*1]。カロリーとしてはだいたいビーフリード1袋と同じですね。
　おかずとしてはぶりの塩焼きが220kcalくらいなので、ビーフリード2袋（420kcal）というオーダーからは少なめのごはん1杯とぶりの塩焼きが食卓に並んでいる光景がイメージできそうです。これは1食分、ではなく1日分ですね。もしあなたが麺類のほうが好きであれば、きつねうどん（1杯450kcal）を思い浮かべてもよいかもしれません。

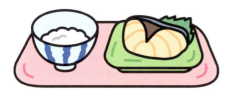
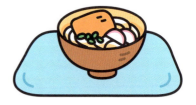

> そもそも1日に必要なカロリーってどのくらいなの？

　ここで1日に必要なカロリーの量を考えてみましょう。厳密には少し複雑な計算式に当てはめる必要があるのですが、簡易的には「体重（kg）× 25〜30」で1日に必要なカロリーが算出できます[*2]。
　実際にはストレスの程度に応じて増減する必要がありますが、計算のしやすさから今回は× 30にしましょう。体重50kgの人は50 × 30で1,500kcalが1日に必要なカロリーだとわかりました。

じゃあ1日…7袋？

さて、ビーフリード1日2袋というのはどうでしょうか？ 長期間これだけ、というのは少ない気がしてきますよね。

ビーフリードを1日7袋にすれば210×7で1,470kcalだから、だいたいちょうど良いのではと思う人もいるかもしれません。しかし、そうすると3,500mLもの水分を投与しなければならず、心臓や腎臓など体に負担をかけてしまいますし、点滴スタンドにビーフリードを7袋吊り下げることになってしまいます。これはあまり良くなさそうです。

1日に必要な水分量はどのくらい？

1日に必要な水分量は「体重（kg）×30～40」で計算できます[2]。病態に応じて増減しますが、今回は×30とすると体重50kgの人であれば1日1.5L程度の水分量が妥当というわけです。

1.5L（ビーフリード3袋）だと630kcalにしかなりませんね。末梢点滴のみで必要なカロリーを補充するのは難しい場合が多いのです。そもそも末梢静脈栄養の適応は食事や経管栄養での栄養量が少ないときの補充、疾患や周術期などで一時的に経口摂取ができないときの短期間の栄養補給が必要な場合など、ということには留意しておく必要があるでしょう。

おわりに

このように末梢静脈栄養はあくまで補助的なものであり、本質的には患者さんごとに必要とされるエネルギー量やその他栄養量を把握し、適切な栄養アセスメントを行う必要があります。

興味がある人はぜひ成書で調べてみたり、NST（栄養サポートチーム）のメンバーに聞いたりしてみてください。

引用・参考文献

[1] タニタ. 食事 摂取カロリー早見表. https://www.tanita.co.jp/magazine/column/4861/（2024/8/25閲覧）

[2] 日本静脈経腸栄養学会編. 静脈経腸栄養ガイドライン 第3版. 東京, 照林社, 2013.

第3章で学んだ内容を確認

☐☐ PPN輸液の特徴と組成がわかった（▸p.62）

☐☐ TPN輸液の特徴と組成がわかった（▸p.64）

☐☐ 脂肪乳剤の特徴と注意点がわかった（▸p.66）

☐☐ アミノ酸輸液の特徴と違いがわかった（▸p.68）

☐☐ リフィーディング症候群がわかった（▸p.70）

覚えた項目に☐をつけていくと、
学習状況を把握することができます

引用・参考文献

1) 日本静脈経腸栄養学会編. 静脈経腸栄養ガイドライン 第3版. 東京, 照林社, 2013.
2) 大塚製薬工業. ビーフリード輸液の製品Q & A. https://www.otsukakj.jp/med_nutrition/qa/dikj/product/000271.php?qaid=4193.（2024/9/19閲覧）
3) 佐藤弘明. レジデントのための これだけ輸液. 東京, 日本医事新報社, 2020.
4) 大塚製薬工業. イントラリポス輸液20%のQ & A. https://www.otsukakj.jp/med_nutrition/qa/dikj/product/000210.php?qaid=452（2024/9/19閲覧）
5) 井上善文ほか. 脂肪乳剤を中心静脈栄養投与ラインに側管投与する方法の安全性. 静脈経腸栄養. 29（3）, 2014, 863-70.
6) 日本麻酔科学会. 局所麻酔薬中毒への対応プラクティカルガイド. 2017. https://anesth.or.jp/files/pdf/practical_localanesthesia.pdf8.（2024/9/19閲覧）
7) 栗山とよ子. 医師1年目からのわかる、できる！栄養療法. 東京, 羊土社, 2022, 155-8.
8) 佐々木雅也監修. エキスパートが教える輸液・栄養剤 選択の考え方. 東京, 羊土社, 2020, 194-5
9) 木村祐太ほか. "リフィーディング症候群". ひと目でなっとく！ 水・電解質・酸塩基平衡. 管野慶彦編. 大阪, メディカ出版, 2024, 66.
10) National Institute for Health and Care Excellence. Nutrition support for adults: oral nutrition support, enteral tube feeding and parenteral nutrition. https://www.nice.org.uk/guidance/cg32/resources/nutrition-support-for-adults-oral-nutrition-support-enteral-tube-feeding-and-parenteral-nutrition-pdf-975383198917（2024/9/19閲覧）
11) 大田和季編著. 薬メモ！臨床ギモンの解決ノート, 東京, じほう, 2023.
12) 小西康宏ほか. シチュエーションで学ぶ 輸液レッスン. 第3版. 東京, メヂカルビュー社, 2021.

第4章
CVカテーテル（CVC）の仕組みと輸液ライン

第4章で学ぶ内容をチェック

- ☑☑ CVCの構造と役割がわかる（▶p.88）
- ☑☑ CVCの挿入部位と解剖がわかる（▶p.90）
- ☑☑ PICCの長所と短所がわかる（▶p.92）
- ☑☑ 輸液フィルターの役割と注意点がわかる（▶p.94）

すでに知っている項目に☑をつけていくと、学習状況を把握することができます

この章で扱う主な用語

CVC、PVC、PICC、シングルルーメン、ダブルルーメン、トリプルルーメン、ディスタル、ミディアル、プロキシマル、合併症、感染症、気胸、血胸、動脈穿刺、輸液フィルター、CRBSI

ここからは後半です。輸液ラインの構造や輸液を扱うときの注意点などを見ていきます。

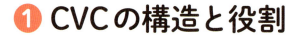

第4章 CVカテーテル（CVC）の仕組みと輸液ライン

❶ CVCの構造と役割
〜トリプルルーメンの場合〜

✓ カテーテルの種類

CVカテーテル（CVC）[1]の種類は「注入口の本数」によってシングル、ダブル、トリプル、クアッドの4つのルーメンに分かれる[2]。

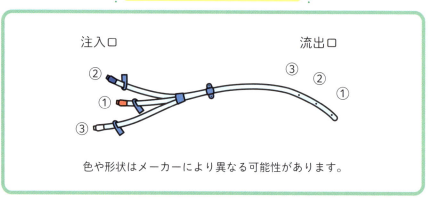

トリプルルーメンの場合

注入口　　　　　　　　　流出口

色や形状はメーカーにより異なる可能性があります。

注入口を見ると、①は distal（ディスタル）（遠位部）、②は medial（ミディアル）（中間部）、③は proximal（プロキシマル）（近位部）などの印字がある[3, 4]。

※1 CV：中心静脈（central venous）、CVC：中心静脈カテーテル（central venous catheter）。
※2 ルーメン（lumen）は「内腔」を意味する言葉。
※3 クアッドはミディアルが2つある。
※4 （関連用語）distant：遠い、medium：中間、proximate：最も近い。

88

カテーテル内の構造

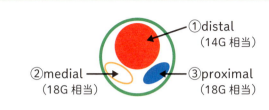

遠位部の内径は太く、中間部、近位部の内径は細い

✅ ① distal：遠位部[※5]

流出口が先端部にある。内径が最も太く高流量に対応しやすいため、メインの輸液は①から投与する。

✅ ② medial：中間部

流出口が①と③の中間に位置している。**内径が細いため、シリンジポンプなどの微量投与**に適している。

✅ ③ proximal：近位部[※6]

流出口が最も手前側にある。こちらも内径が細いため、シリンジポンプなどの微量投与でも流量が安定しやすい。①や②から投与される輸液や薬剤に最も影響を受けにくい部位だが、カテーテルが引っ張られたときなどに薬剤の皮下漏出を起こしやすいリスクがある[※7]。

※5 distalは「挿入部から最も遠い位置で輸液・薬剤を流出させる」という考え方（心臓には最も近い）。
※6 proximalは「挿入部から最も近い位置で輸液・薬剤を流出させる」という考え方（心臓からは最も遠い）。
※7 微量投与の薬剤選択は、施設によって②と③の使い分けが異なる。

第4章 CVカテーテル（CVC）の仕組みと輸液ライン

❷ CVCの挿入部位と解剖

～中心静脈ってどの血管？～

＼ CVCが挿入される部位 ／

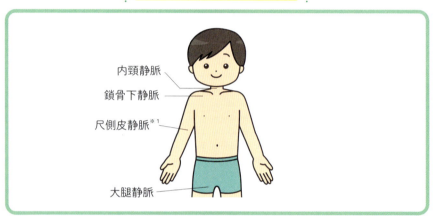

内頸静脈
鎖骨下静脈
尺側皮静脈※1
大腿静脈

＼ そもそもCV（中心静脈）ってどの血管？ ／

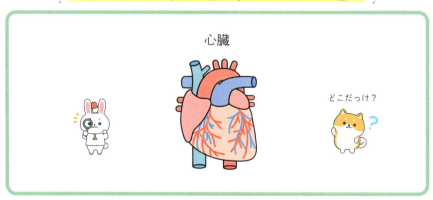

心臓

どこだっけ？

※1　尺側皮静脈からの挿入は「PICC（ピック）」と呼ぶ（次項参照）。

正解は…

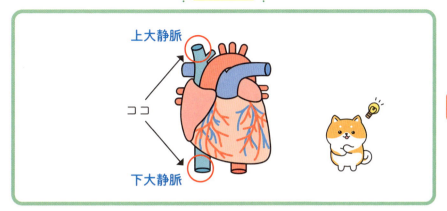

解剖学上は「中心静脈」という名前の静脈はなく、**上大静脈と下大静脈の総称が中心静脈。**

カテーテルの挿入部位と血管の解剖[※2]

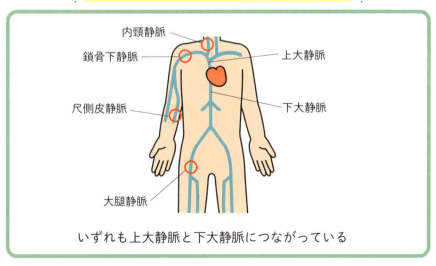

いずれも上大静脈と下大静脈につながっている

※2 内頸静脈や鎖骨下静脈は上大静脈に近いため、短いカテーテルキット（20〜30cm程度）を挿入し、大腿静脈は下大静脈まで距離があるため、長いカテーテルキット（45〜60cm程度）を挿入する。施設によって採用規格が異なり、患者の体格に応じた調整が必要になる。CVC挿入介助時は、挿入部位とカテーテルキットの長さ、ルーメン数を確認してから必要物品を準備する。

第4章 CVカテーテル(CVC)の仕組みと輸液ライン

❸ CVCとPICCの違い
～それぞれの長所と短所を比較～

✓ PICCとは…

PICC[※1] は「末梢挿入式中心静脈カテーテル」のこと。従来型のCVC挿入（p.90：4-❷）とは異なり、腕からCVCを挿入することができる。

Memo
- PVC：末梢静脈カテーテル[※2]
- CVC：中心静脈カテーテル
- PICC：末梢挿入式中心静脈カテーテル

PICCは腕から上大静脈まで挿入する[※3]

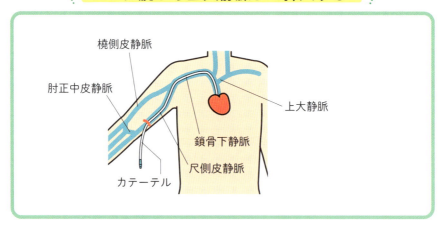

※1　PICC：末梢挿入式中心静脈カテーテル（peripherally inserted central venous catheter）。
※2　PVC：末梢静脈カテーテル（peripheral venous catheter）。
※3　橈側皮静脈、肘正中皮静脈も選択肢となる。

92

| 1 | 2 | 3 | 4 | 5 | 6 | 7 |

● PICC を含む CVC 挿入部位ごとの違い

	長所	短所
内頸静脈 （CVC）	・気胸のリスクが低い ・挿入部の観察がしやすい	・患者の違和感や不快感が強い ・固定が難しい
鎖骨下静脈 （CVC）	・ほかの CVC 挿入部位に比べると感染のリスクが低い	・気胸や血胸などのリスクが高い
大腿静脈 （CVC）	・留置する血管が太く、ほかの部位に比べ穿刺しやすい ・気胸や血胸のリスクがない	・感染症や血栓症のリスクが高い
尺側皮静脈 （PICC）	・CVC 挿入に比べ感染リスクが低い ・気胸や血胸リスクがない ・特定行為研修修了看護師が挿入可能	・静脈炎や血栓症のリスクが高い ・腕の角度で滴下が変わりやすい
総評	上記以外にも、それぞれ動脈への誤穿刺や空気塞栓症などのリスクがある。PICC は挿入時の致死的な合併症が少なく、従来の CVC 挿入に比べて安全性が高い[※4]。	

＊ CVC の感染リスクが高い順番は大腿静脈＞内頸静脈＞鎖骨下静脈[※5]。

☑ カテーテル抜去時にも注意

空気塞栓症は、CVC 抜去時にも起こりやすいため注意する。坐位や半坐位（ファーラー位）で抜去すると、重力により上半身の静脈圧が低下することで胸腔内に陰圧が生じ、カテーテル抜去部から空気が流入するためと考えられている。**PICC を含め CVC 抜去時は必ず仰臥位**で行う。

※4　化学療法や在宅での輸液管理など、長期的なルート確保が必要な場合は、鎖骨下静脈などに埋め込む CV ポートも検討される。

※5　CRBSI：カテーテル関連血流感染（catheter related blood stream infection）。ルーメン数が多いと感染リスクが高くなり、感染症から敗血症に移行することもある。カテーテル由来の感染症を確認した時点でカテーテルを抜去する。

第4章 CVカテーテル（CVC）の仕組みと輸液ライン

④ 輸液フィルターの役割と注意点

〜フィルターで除去できるもの、除去できないもの〜

✅ 輸液ラインでフィルターを使う理由

フィルターの主な役割は①感染症の予防、②空気塞栓症の予防、③コアリング[※1]などで生じる異物の除去。病棟で輸液を混注する際は、無菌調製ができないため、汚染リスクがある。

除去できるもの	除去できないもの
・真菌、細菌 ・空気 ・ガラス、ゴム、繊維、金属片 　などの微小異物	・ウイルス ・エンドトキシン

［文献1を参考に作成］

✅ フィルターに詰まる輸液と注射薬がある

p.66で登場したイントラリポス、ミキシッドL/H、エネフリードなどの**脂肪乳剤はフィルターに詰まる**ため、原則としてフィルターを通すことができない[※2]。白色の輸液・注射液は、脂肪乳剤の可能性があるため注意する。

※1　コアリング：穿刺針で、バイアルのゴム栓を削り取ってしまうこと。バイアル薬剤を混注する際に、ゴム片が輸液内に混入するおそれがある。

※2　脂肪乳剤やリポ化製剤専用のフィルター（孔径1.2mm）を使用している場合は、フィルターを通過させた投与が可能。

| | 1 | 2 | 3 | 4 | 5 | 6 | 7 |

●輸液フィルターの通過が問題となる例

		主な輸液と注射薬
孔の通過性	乳化されている	・プロポフォール ・イントラリポス ・エネフリード ・ミキシッド L/H など
	分子量が大きい	・血液製剤[※3] ・マンニトール製剤 ・ビタミン K_2 製剤
	粘度が高い	・濃グリセリン／果糖製剤 ・デキストラン製剤
	油性製剤	・シクロスポリン ・タクロリムス ・ビタミン A/D 含有製剤
吸着する		・インスリン製剤 ・エリスロポエチン製剤 ・ニトログリセリンなど
フィルターが溶解する		・エトポシド製剤
フィルターからの液漏れ		・フェノバルビタール ・ビタミン A/K_1 製剤 ・ジアゼパムなど

[文献 2 を参考に作成]

第4章 ❹ 輸液フィルターの役割と注意点

※3 アルブミン 5％製剤など、通過できる製品もある。

column

なんでフィルターの通過が問題となるの？

どんな理由がある？

いろいろなメリットがあるフィルターですが、前ページの表のようにいくつかの薬剤はフィルターを通すと問題が生じる可能性があります。これには主に次のような理由があります。

フィルターを通過できない

フィルターは簡単に言うと網です。薬剤の形状や性質によっては網目を通過できない、滴下速度が遅くなるなどの問題が発生してしまいます。ルートの閉塞、通過時間の延長や含量低下による薬効の低下などが懸念されるため、そういった薬剤の場合はフィルターより下部から投与するか、専用のフィルターを使う必要があります。

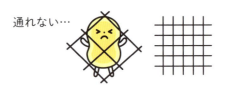

フィルターに吸着してしまう

薬剤がフィルター表面に吸着することで、体内に入る薬の量が減って効果が減弱する可能性があります。薬剤分子内に疎水性部分を有し、24時間以上での総投与量が少ない（5〜10mg以下）、濃度が低い（5μg/mL以下）場合には、フィルターへの吸着が問題になるとされています[*1]。

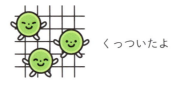

> フィルターが溶解してしまう

　エトポシド製剤はセルロース系フィルターを溶解するため、1mg/mL 以上の高濃度で投与する場合にはセルロース系以外の適切なフィルターを選択する必要があります。

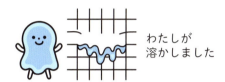

わたしが溶かしました

> フィルターから液漏れしてしまう

　気泡が発生したときなどに空気を抜くためのエアベント付きフィルターは、油性成分、界面活性剤、アルコールなどの溶解補助剤を含む薬剤を使用することで疎水性が失われ、液漏れが発生することがあります。液漏れした場合（エアベントフィルターが透明化してきた場合）はすぐに新しいフィルターと交換してください。

> おわりに

　フィルターの使用可否は添付文書にも記載されていることが多いです。病棟でよく使う輸液については事前に可否を確認しておきましょう。

引用・参考文献
＊1　松原肇ほか．輸液フィルターへの薬剤の吸着．静脈経腸栄養．24（6），2009，1169-74．

第4章で学んだ内容を確認

- ☐☐ **CVCの構造と役割がわかった**（▶p.88）
- ☐☐ **CVCの挿入部位と解剖がわかった**（▶p.90）
- ☐☐ **PICCの長所と短所がわかった**（▶p.92）
- ☐☐ **輸液フィルターの役割と注意点がわかった**
  （▶p.94）

覚えた項目に☐をつけていくと、
学習状況を把握することができます

引用・参考文献

1) 相澤学. 理論とゴロ合わせで覚える配合変化. 東京, じほう, 2022, 130.
2) 大田和季編. 薬メモ！臨床ギモンの解決ノート. 東京, じほう, 2023, 283.
3) 久保健太郎ほか編. 西口幸雄監修. 先輩ナースが書いた看護のトリセツ. 東京, 照林社, 2019.
4) NTT東日本関東病院看護部編. 1年目ナースが先輩から「よく聞かれること」108. 東京, 照林社, 2021.
5) 西口幸雄ほか編. 看護のギモン. 東京, 照林社, 2024, 68-9.
6) 日本静脈経腸栄養学会編. 静脈経腸栄養ガイドライン 第3版. 東京, 照林社, 2013.
7) 医療情報科学研究所編. 看護がみえる vol.2 臨床看護技術. 東京, メディックメディア, 2018, 123-5.

第5章

輸液混注時に注意する薬剤

第5章で学ぶ内容をチェック

- ☑☑ インスリンの単位と注意点がわかる（▶p.100）
- ☑☑ カリウム製剤の投与速度、投与濃度の上限がわかる（▶p.102）
- ☑☑ 3％食塩液の調製方法と使用場面がわかる（▶p.104）
- ☑☑ 浸透圧性脱髄症候群がわかる（▶p.105）

すでに知っている項目に☐をつけていくと、学習状況を把握することができます

この章で扱う主な用語

輸液に混注するインスリン製剤（ヒューマリンR、ノボリンR）、K製剤（KCL、アスパラカリウムなど）、3％食塩液

終わりが見えてきました！
本章も含め、残りはあと3章です。

第5章 輸液混注時に注意する薬剤

❶ インスリン製剤

～ヒューマリンR、ノボリンRなど～

✓ インスリン製剤の特徴

インスリンは血糖値を下げる唯一のホルモン。医薬品としては、ペン型製剤、バイアル製剤などがあり、用途に応じて剤型が異なる。輸液に混注する際はバイアル製剤を使う。

✓「単位」を必ず確認する

多くの薬剤は「mg」や「mL」といった単位で表記されるが、基本的に**インスリンの単位は「単位」または「unit」で表す**[※1]。通常「インスリン2単位投与」などの指示になる。**インスリン1単位は0.01mL である**[※2]ため、1単位を1mLと間違えると、100倍量のインスリンを誤投与することになる。

輸液に混注する際は、必ず「インスリン専用」の注射器を使う

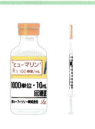

インスリンには専用の注射器がある。シリンジ・穿刺針一体型で、通常のシリンジよりも細く、キャップにも色が付いている。

※1 例外として「ゾルトファイ」や「ソリクア」など、GLP-1受容体作動薬を配合したインスリン製剤は、投与量が「単位」ではなく「ドーズ」である。
※2 例外として「ランタスXR」は3単位で0.01mLのインスリン製剤で、「ランタス」を3倍に濃縮している。ランタスXRは皮下注用の持効型製剤であり、通常、輸液には混注しない。

✓ 輸液が変更になったときは注意

輸液変更時や中止の際は、血糖値が変動しやすいため注意する。メインの輸液が変更になった際は、輸液のブドウ糖濃度に応じてインスリンの量も調整されているか確認する。

✓ 輸液の投与速度を一定に

インスリンを混注した輸液は「輸液ポンプ」を使用するなど、可能なかぎり同じ投与速度を維持する。急に輸液の速度が変わったり、滴下不良になると、血糖値の変動により患者の状態が悪化するおそれがある。

インスリン使用時は、血糖値だけでなく電解質異常にも注意する。インスリンの働きによって、血中の電解質が細胞外に移行するため、低K血症や低P血症を起こすことがある[※3]。

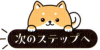

輸液に混注する頻度が高い薬剤に「K製剤」があります。K製剤は、投与濃度、投与速度、1日最大投与量などに基準があり、インスリンと同じくらい要注意の薬です。次のページで見ていきましょう。

※3 高K血症の治療に、インスリンとグルコースを同時に投与する「GI療法」がある。これは、インスリンが血中Kを細胞内に取り込む作用を利用したもの。GI療法の作用機序は、リフィーディング症候群（p.70）が起こる機序に似ているため、一緒に勉強すると理解しやすい。

第5章 輸液混注時に注意する薬剤

❷ カリウム製剤混注時の注意

～KCL、アスパラカリウムなど～

✓ K 製剤は心臓に影響する

K は神経や心筋の働きに関わっており、心臓に直接影響する。
急速投与を行うと、**不整脈や心停止を起こすリスク**がある。

K 製剤の基本原則

- ▶ ワンショットで注入（iv）しない[1]。
- ▶ 投与濃度が 40mEq/L を超えない[2]。
- ▶ 投与速度が 20mEq/ 時を超えない。
- ▶ 投与量が 100mEq/ 日を超えない。

例①：生理食塩液に KCL20mEq を混注した場合[3]

K^+ を含まない　　　　　　　　K^+ が 20mEq

生理食塩液
生食
500mL

+

KCL-20

520mL 中に K^+ が 20mEq
（1,040mL あたり 40mEq となり、上限濃度の範囲内）

※1　K 製剤は原則として「希釈して使用」するように、添付文書や薬剤ラベルに記載されている。ただし、超急性期では「原液をシリンジポンプで注入」することがある。原液での投与は、例外使用なので必ず指示医に確認すること。
※2　中心静脈からの投与では本文の記載よりも高濃度で投与することがある。
※3　側管から直接投与することができないプレフィルドシリンジを採用している施設も多い。

✓ 輸液に混注する際の注意点

生理食塩液はK⁺を含まないが、ほかの輸液はK⁺を含む可能性がある。
例：ソルデム3Aの場合は、500mL中に10mEqのK⁺を含むため、KCL20mEqを混注すると上限濃度を超えてしまう。

例②：ソルデム3AにKCL20mEqを混注した場合

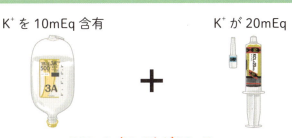

K⁺を10mEq含有　＋　K⁺が20mEq

520mL中にK⁺が30mEq
（1,040mLあたり60mEqになり、上限濃度を超えてしまう）

ソルデム3Aに混注する場合は、K⁺を混注できるのは500mLあたり10mEqの量まで。

K製剤の急速投与を防ぐために、輸液ポンプの使用を推奨している施設が多いです。施設の方針やルールに従い、指示速度を守ることが大切です。また、高度の低Mg血症では治療抵抗性の低K血症の原因となることがあります。検査値を確認する際は、K値だけでなく、Mg値も合わせてチェックするようにしましょう。

❸ 3％食塩液の特徴

～生理食塩液と10％食塩液～

✓ 3％食塩液を調製する[※1]

血清 Na 125mEq/L 未満かつ、意識障害やけいれんなどの重篤な症状を伴う低 Na 血症の治療では「3％食塩液」を使用することがある。ただし、**3％食塩液は輸液製剤として販売されていないため、調製する必要がある**。具体的な調製方法は、500mL の生理食塩液から 100mL を抜いて、10％食塩液を 120mL 追加する。

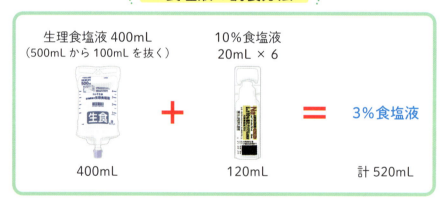

✓ 低 Na 血症は 48 時間が境界線

発症から【48 時間未満】の低 Na 血症を「急性の低 Na 血症」と呼び、発症から【48 時間以上】の低 Na 血症を「慢性の低 Na 血症」と呼ぶ。

※1　3％食塩液は、張度が高い「高張液」に分類される。等張液、低張液については 1-❸概要欄参照（p.18）。

✓ 急性の低Na血症は「脳浮腫や脳ヘルニア」のおそれ

急性の低Na血症では「細胞内液の浸透圧」が「細胞外液の浸透圧」よりも高くなるため、細胞内に水分が移行し、細胞の容積が増える。これが脳で起こると、脳浮腫となり頭蓋内圧亢進が亢進し、脳ヘルニアや呼吸停止などをきたすおそれがある。

✓ 急激なNa補正は「浸透圧性脱髄症候群」のおそれ

慢性の低Na血症に対し、Naを急激に補正すると「浸透圧性脱髄症候群：ODS[※2]」を起こす危険がある[※3]。脳細胞内の浸透圧が低張の状態で、細胞外液が急に高張になると、水分が細胞内から細胞外へ移動してしまう。この結果、脳細胞が正常よりも小さくなってしまう。

Memo

①経過に関係なく重篤な症状がある場合 or 急性で何らかの症状がある場合
　最初の数時間に5mEq/L程度の血清Naの上昇が目標。ただし最初の24時間で10mEq/L上昇まで。以後、1日8mEq/L上昇まで。
②それ以外の場合（急性で無症状 or 慢性で軽い症状）
　1日8mEq/L上昇まで（ODSのリスクが高ければ6mEq/L上昇まで）。

＊文献によっても記載が異なる。　　　　　　　　　　　　　　　　［文献1を参考に作成］

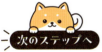
次のステップへ　低Na血症は、原因によって治療が異なり、初学者には複雑で難しい病態です。本書では、最低限知っておくべき内容をまとめていますが、所属部署で3％食塩液を使用する可能性がある場合、原因ごとの治療が詳しく記載された専門書などで勉強しておきましょう。Kやインスリン投与時の注意喚起はよく知られていますが、高濃度のNa輸液を取り扱う際も同じくらい注意が必要です。

※2　ODS：浸透圧性脱髄症候群（osmotic demyelination syndrome）。無言症、高温障害、傾眠などの症状が現れ、重症な場合は昏睡となる。
※3　急性の低Na血症でも起こる可能性があるが、慢性期では細胞内の浸透圧が低下するためリスクが高い。

第5章 輸液混注時に注意する薬剤

column

輸液のゴム栓って絶対消毒しなくちゃいけないの？

輸液製剤の針を刺すゴムの部分、きちんと消毒していますか？
　もしかしたら「フィルムやキャップで覆われているから無菌なんじゃない？」「たくさん混注する輸液があって忙しいから省略してもいいよね？」と思ったことのある人もいるのではないでしょうか（わたしもかつてそう思っていた時期があります）。

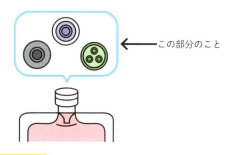

> 輸液のゴム栓

この部分のこと

> 消毒する必要…あるの？

　清潔そうに見えるゴム栓ですが、本当に消毒する必要はあるのでしょうか。
　まず考えられることとして、プラスチックフィルムを剥がしたあとに、手や物が気付かないうちに触れて汚染される可能性があります。
　また、輸液自体は充填後に高圧蒸気滅菌されていて無菌が保証されているのですが、ゴム栓はプラスチックフィルムとの間に水分が存在しないことから理論的には滅菌されているとは言えず、無菌が保証されていません。「静脈経腸栄養ガイドライン第3版」でも万一の汚染を防ぐために使用前に消毒用エタノールで消毒するべきと記載されています[*1]。

> …本当に？

「いやー、保証されていないとはいえ実際のところは無菌なんでしょう？」と思う人もいるかもしれません。そんな疑問に答えてくれる報告があります[2]。概要を以下にまとめました。

フランスの小児科病院においてセパシア菌の菌血症の集団発生が起こった。

原因を調査すると、血液から分離されたものと同じセパシア菌が患者に投与した輸液ボトルのキャップ付きゴム栓に付着していたことが判明した。

どうでしょう？これはまさにゴム栓部分が無菌ではなく、かつ消毒が不十分だったことから起こった院内感染と言えそうですよね。この報告のようにゴム栓が菌で汚染されている可能性というのは十分考えられることなのです。

> おわりに

ということで、どんなに忙しくてもゴム栓の消毒はスキップせず、きちんと行うようにしましょうね。

引用・参考文献

[1] 日本静脈経腸栄養学会編. 静脈経腸栄養ガイドライン 第3版. 東京, 照林社, 2013, 82.

[2] Doit C. et al. Outbreak of Burkholderia cepacia bacteremia in a pediatric hospital due to contamination of lipid emulsion stoppers. JClin Microbiol. 42 (5), 2004, 2227-30.

第5章で学んだ内容を確認

☐☐ **インスリンの単位と注意点がわかった**（▶p.100）

☐☐ **カリウム製剤の投与速度、投与濃度の上限がわかった**（▶p.102）

☐☐ **3％食塩液の調製方法と使用場面がわかった**（▶p.104）

☐☐ **浸透圧性脱髄症候群がわかった**（▶p.105）

覚えた項目に☐をつけていくと、
学習状況を把握することができます

引用・参考文献

1) 辻本哲郎. ここからはじめる輸液・電解質管理. 東京, 南江堂, 2024, 49.
2) 佐藤弘明. レジデントのための これだけ輸液. 東京, 日本医事新報社, 2020.
3) 木村祐太ほか. "リフィーディング症候群". ひと目でなっとく！ 水・電解質・酸塩基平衡. 菅野慶彦編. 大阪, メディカ出版, 2024, 67.
4) 中田徹朗ほか. ホップ・ステップ・パーフェクト！ 輸液はじめて BOOK. 大阪, メディカ出版, 2024.

第6章

配合変化に注意する薬剤

第6章で学ぶ内容をチェック

- ☐☐ セフトリアキソン投与時の注意点がわかる (▶p.110)
- ☐☐ オメプラゾール投与時の注意点がわかる (▶p.112)
- ☐☐ フェジン*希釈時・投与時の注意点がわかる (▶p.113)
- ☐☐ アミオダロン溶解時・投与時の注意点がわかる (▶p.114)
- ☐☐ ナファモスタット溶解時・投与時の注意点がわかる (▶p.115)

すでに知っている項目に☑をつけていくと、学習状況を把握することができます

＊一般名は「含糖酸化鉄」ですが、知名度を優先し商品名の「フェジン」としています

この章で扱う主な用語

沈殿、混濁、結晶析出 など

配合変化の組み合わせは膨大なので、代表例に絞ってまとめました。

第6章 配合変化に注意する薬剤

❶ セフトリアキソン

～主な商品名：ロセフィン～

✅ セフトリアキソンの特徴

肺炎や尿路感染症など幅広い疾患に使われる抗菌薬。半減期が長く、1日1回の投与で効果を発揮するため重宝されている。主に肝臓で代謝されることから、腎機能が悪い患者にも比較的使いやすいという特徴がある[※1]。

✅ セフトリアキソン使用時に覚えておくこと

Ca を含有している輸液や注射薬とは同時に投与しないこと。

> **添付文書の記載**
>
> 8 基本的な注意事項
> 8.3 本剤を投与する場合は、カルシウムを含有する注射剤又は輸液と同時に投与しないこと。国外において、新生児に本剤とカルシウムを含有する注射剤又は輸液を同一経路から同時に投与した場合に、肺、腎臓等に生じたセフトリアキソンを成分とする結晶により、死亡に至った症例が報告されている。

Memo
添付文書での事例は新生児だが、成人においても、Ca 配合の輸液や注射薬とは同時に投与してはいけない。

※1 病態に応じて、1日2回投与することもある。高度の腎障害ではセフトリアキソン脳症の発症に注意する。

✓ Ca 含有の輸液や薬剤例

ソルアセト F、ソルアセト D、ソリューゲン F、ソリューゲン G、ツインパル、パレセーフ、ヴィーン F、ヴィーン D、ラクテック、ラクテック D、ラクテック G、ビーフリード、パレプラス、エネフリード、エルネオパ NF、ネオパレン、ミキシッド L/H、ハイカリック、ピーエヌツイン、フルカリック、カルチコールなど多数あり

Ca は、リンゲル液（第 2 章参照）や、多くの栄養輸液（第 3 章参照）に含まれている。

輸液の事故を防ぐために、投与中の輸液にかからわらずセフトリアキソンは「単独投与」の指示を出している施設もある。

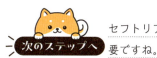

セフトリアキソンは、使用頻度の高い抗菌薬なので特に注意が必要ですね。

次のページからは、各薬剤を 1 ページずつ簡単にまとめていきます。配合変化を起こしやすい薬剤は巻末資料（p.136 〜 137）でもまとめているので、代表薬一覧を確認することができます。

第6章 配合変化に注意する薬剤

❷ オメプラゾール

～主な商品名：オメプラール～

✓ オメプラゾールの特徴

代表的な消化性潰瘍治療薬。PPIと呼ばれる[※1]。プロトンポンプを阻害し、胃酸の分泌を強力に抑える作用がある。

✓ 強アルカリ性のため配合変化を起こしやすい

pH10.9～11.3の「強アルカリ性」の薬。酸性薬剤との混合でpHが低下すると着色や混濁などを起こしやすい。

Memo

配合変化を起こしやすいため、輸液の側管から投与する際は、輸液内容にかかわらず、前後で生食フラッシュ[※2]を行う施設もある。

添付文書の記載

14.1 薬剤調製時の注意
　日局生理食塩液又は日局5％ブドウ糖注射液以外の溶解液、輸液、補液及び他剤との混合注射は避けること。

※1　PPI：プロトンポンプ阻害薬（proton pump inhibitor）。
※2　フラッシュ（flash）は「流す」の意味。

| 1 | 2 | 3 | 4 | 5 | 6 | 7 |

❸ 含糖酸化鉄

～主な商品名：フェジン～

✓ フェジン[1] の特徴

代表的な静注用鉄剤。鉄欠乏性貧血に適応があり、経口鉄剤の投与が困難、または不適当な場合に限り使用する。

✓ ブドウ糖液以外での希釈で配合変化を起こしやすい

フェジンは、pH9.0～10.0 の強アルカリ性の薬。原則、ブドウ糖液で希釈する。ブドウ糖液以外で希釈すると、pH の変動で鉄イオンが遊離し、発熱、悪心、嘔吐の原因となることがある。

Memo

- 添付文書では 10～20％のブドウ糖液を使用するよう記載されているが、臨床では 5％ブドウ糖液で希釈している施設も多い[2]。
- 投与時は 2 分以上かけて徐々に静脈内注射する。

添付文書の記載

14.1 薬剤調製時の注意
pH 等の変化により配合変化が起こりやすいので、他の薬剤との配合に際しては注意すること。なお、本剤を希釈する必要がある場合には、通常、用時 10～20％のブドウ糖注射液で 5～10 倍にすること。

---

[1] 一般名は「含糖酸化鉄」だが、知名度を優先し、本文中の記載は商品名のフェジンとした。
[2] フェジンを 5％ブドウ糖液で希釈しても、混濁などの外観変化は認められないとの報告がある[1]。

第6章 ②オメプラゾール／③含糖酸化鉄

第6章 配合変化に注意する薬剤

④ アミオダロン
〜主な商品名：アンカロン〜

✓ アミオダロンの特徴

代表的な抗不整脈薬。除細動やアドレナリンが効果を示さない難治性の心室細動や心室頻拍で推奨されている[※1]。

✓ 生理食塩液で溶解すると配合変化を起こしやすい

pH2.0〜3.0の強酸性の薬剤。生理食塩液と沈殿を生じるため、ブドウ糖液で溶解する。同一ラインで他剤を注入せず、単独ラインで投与する。

Memo
混合する輸液や薬剤だけではなく、輸液セットに含まれている成分でも配合変化を起こす可能性があり、PVC（ポリ塩化ビニル）フリーの輸液セットを使用する。

添付文書の記載
14.1 薬剤調製時の注意
　沈殿を生じるので、生理食塩液と配合しないこと。
14.2 薬剤投与時の注意
14.2.1 ポリ塩化ビニル製の輸液セット等の使用を避けること。アミオダロン塩酸塩はポリ塩化ビニル製の輸液セット等に吸着する。また、可塑剤として DEHP［di（-2-ethylhexyl）phthalate］を含むポリ塩化ビニル製の輸液セット等を使用した場合 DEHP が溶出する。
14.2.2 同一のラインで他剤を注入しないこと。
14.2.3 同一のシリンジで他剤を混合しないこと。

※1　アメリカ心臓協会の「CPR および ECC のガイドライン 2020 ハイライト」では、難治性の心室細動・心室頻拍でアミオダロンとリドカイン（商品名：キシロカイン）が推奨されている[2]。

| 1 | 2 | 3 | 4 | 5 | 6 | 7 |

⑤ ナファモスタット

〜主な商品名：フサン〜

✓ ナファモスタットの特徴

代表的な蛋白分解酵素阻害薬。DIC[※1]や膵炎の急性症状などに適応がある[※2]。

✓ 生理食塩液で溶解すると配合変化を起こしやすい

生理食塩液で直接溶解すると、塩素イオンがグアニジノ基と結合し、塩酸ナファモスタットが生成されて沈殿を生じてしまう。5%ブドウ糖液、または注射用水で溶解する。

Memo

pH8.0以上のアルカリ性薬剤、一部のステロイド注射薬、ヘパリンや一部の抗菌薬など、さまざまな薬剤と配合変化を起こしやすい。

添付文書の記載

14.1 薬剤調製時の注意
〈効能共通〉
14.1.1 必ず5%ブドウ糖注射液又は注射用水をバイアルに加え、完全に溶解した後使用すること。
14.1.2 白濁あるいは結晶が析出する場合があるので、生理食塩液又は無機塩類を含有する溶液をバイアルに直接加えないこと。

※1　DIC：播種性血管内凝固症候群（disseminated intravascular coagulation）。
※2　ナファモスタットには、10mg、50mg、100mgの製剤があり、膵炎に適応があるのは10mg製剤のみ。

第 6 章 配合変化に注意する薬剤

column

「配合変化する／しない」は
どうやって調べるの？

> 「これってメインの側管から投与しても大丈夫ですか？」

　配合変化についての質問は看護師さんからよく受ける質問ランキング TOP3 に入ります。ということは薬剤師は配合変化の組み合わせを当然マスターしているのだろうと思うかもしれませんが、全くそんなことはありません。
　そもそも注射薬の組み合わせ数が膨大すぎて全部は覚えられないのと、曖昧な知識で回答して配合変化が起こってしまっては大変なので、私はメジャーなものを除いて基本的にはその都度調べています。
　疑問を感じたらいつでも薬剤師に問い合わせてもらえればと思いますが、もし薬剤師がいない施設だったり休日で不在だったりしたときのために、私が普段行っている配合変化の調べ方をここに書き記しておきます。

> 書籍を参考にする

　配合変化についての問い合わせには、まず『注射薬調剤監査マニュアル』などの薬剤間の配合可否がまとまっている書籍を参考にすることが多いです。配合可否について○、△、×などわかりやすく記載されており、基本的にはこれを確認すれば配合して問題ないかどうかがある程度わかります。お手軽！
　ただ、記載がない組み合わせもあったり、3 種類以上の配合変化情報はあまり載っていなかったり、データの解釈が必要な部分があったりはします。また、片方から見て配合可となっていたとしても、もう一方から見ると配合不可となっていることもあるので、配合変化をチェックしたいそれぞれの薬剤のページを確認することが大切です。
　こういった注意点はありますが、病棟に置いておくといつでも調べることができるので、とても便利です。もし置いてなければ、ぜひ一冊買ってもらってください。

116

添付文書や Web ページを参考にする

　書籍ではなくても、オンラインで閲覧できる添付文書やインタビューフォーム、製薬メーカーの Web ページなどに情報が記載されている場合もあります。例えばデキサートはインタビューフォームに配合変化表が掲載されていますし、タゾピペの添付文書には以下のような情報が記載されています。

14.1　薬剤調製時の注意

14.1.1　配合変化

（1）下記製剤と配合すると、不溶物が析出することがあるので、配合しないこと。ジェムザール注射用 1g、サンラビン点滴静注用 250mg、フェジン静注 40mg

（2）下記製剤と配合すると、3 時間後に著しい力価の低下を起こすことがあるので、配合しないこと。アミゼット B 輸液、キドミン輸液、フトラフール注 400mg、5-FU 注 250mg、ネオフィリン注 250mg

以下略

　このように、添付文書にも配合変化が起こるため混合してはいけない輸液が具体的に記載されていることがあります。迷った際には一度確認してみるとよいでしょう。

おわりに

　調べ方はこれ以外にもいろいろありはしますが、これらを押さえておけば基本的な配合変化は確認することができると思います。薬剤師がいないときにはぜひチェックしてみてください。

第 6 章で学んだ内容を確認

☐☐ **セフトリアキソン投与時の注意点がわかった**
（▶p.110）

☐☐ **オメプラゾール投与時の注意点がわかった**
（▶p.112）

☐☐ **フェジン希釈時・投与時の注意点がわかった**
（▶p.113）

☐☐ **アミオダロン溶解時・投与時の注意点がわかった**
（▶p.114）

☐☐ **ナファモスタット溶解時・投与時の注意点がわかった**（▶p.115）

覚えた項目に☐をつけていくと、
学習状況を把握することができます

引用・参考文献

1) 白水俊介ほか. 含糖酸化鉄製剤の希釈時における安全性に関する検討. 医療薬学. 46（1）, 2020, 1-6.
2) アメリカ心臓協会. CPR および ECC のガイドライン 2020 ハイライト. https://cpr.heart.org/-/media/cpr-files/cpr-guidelines-files/highlights/hghlghts_2020eccguidelines_japanese.pdf（2024/9/24 閲覧）
3) 相澤学. 理論とゴロ合わせで覚える配合変化. 東京, じほう, 2022.
4) 日医工株式会社. フェジン静注 40mg を安全にご使用いただくために. https://www.nichiiko.co.jp/medicine/file/26570/information/11_066.pdf（2024/9/24 閲覧）
5) 大田和季編. 薬メモ！臨床ギモンの解決ノート. 東京, じほう, 2023.
6) 柳田俊彦編著. 知りたいことだけ集めた くすりのなるほど！. エキスパートナース（8 月増刊号）. 2023.
7) 中田哲朗ほか. ホップ・ステップ・パーフェクト！輸液はじめて BOOK. 大阪, メディカ出版, 2024.
8) 渡辺朔太郎. 先輩ナースが書いた 看護に活かせる輸液ノート. 東京, 照林社, 2017.

第7章

輸液・輸血関連の疑問

第7章で学ぶ内容をチェック

- ☑☑ 輸液の滴下速度の計算方法がわかる（▶p.120）
- ☑☑ 血管痛や静脈炎が起こりやすい輸液がわかる（▶p.122）
- ☑☑ アルブミン製剤の違いがわかる（▶p.124）
- ☑☑ 輸血のときに別ルートを確保する理由がわかる（▶p.126）

すでに知っている項目に☑をつけていくと、学習状況を把握することができます

この章で扱う主な用語

輸液の滴下数、浸透圧比、等張アルブミン製剤、高張アルブミン製剤など

ついに最終章です！
少しだけ血液製剤にも触れます。

第**7**章 輸液・輸血関連の疑問

❶ 滴下速度の計算方法は？

～簡易計算と輸液セット別の滴下数早見表～

✓ 滴下速度の計算式

$$\frac{輸液量（mL）× 1mL の滴下数（滴/mL）^{※1}}{予定時間（時間）× 60（分）} = 1 分間の滴下数$$

＊この式だとわかりくいため、以下の簡易式を使う人が多い。

✓ 簡易版の計算式

【成人用：20 滴セットで滴下する場合】
➡ **1 時間あたりの投与量÷ 3 = 1 分間の滴下数**

【小児用：60 滴セットで滴下する場合】
➡ **1 時間あたりの投与量÷ 1 = 1 分間の滴下数**

＊ 10 秒あたりの滴下数は、さらに「6」で割る。15 秒あたりの滴下数なら「4」で割る。

✓ 1 時間あたり 100mL の速度で滴下する場合

【成人用：20 滴セットで滴下する場合】
　1 分間の滴下数は… **100 ÷ 3 = 33.3 滴**（10 秒あたりの滴下数は 5.6 滴）

【小児用：60 滴セットで滴下する場合】
　1 分間の滴下数は… **100 ÷ 1 = 100 滴**（10 秒あたりの滴下数は 16.7 滴）

※1　成人用の輸液セットは「20 滴で 1mL」、小児用の輸液セットは「60 滴で 1mL」となっているため、この部分に入る数字は「20」または「60」となる。

●輸液セット別の滴下数早見表：10秒あたりの滴下数

（輸液量と輸液セット）

	500mL	100mL	500mL	100mL
	成人用20滴セットの場合		小児用60滴セットの場合	
30分	55.6	11.1	166.7	33.3
1時間	27.8	5.6	83.3	16.7
2時間	13.9	2.8	41.7	8.3
3時間	9.3	1.9	27.8	5.6
4時間	6.9	1.4	20.8	4.2
5時間	5.6	1.1	16.7	3.3
6時間	4.6	0.9	13.9	2.8
8時間	3.5	0.7	10.4	2.1
10時間	2.8	0.6	8.3	1.7

（滴下時間）

500mLを5時間かけて滴下する場合、20滴セットでは、おおよそ「2秒に1滴」のペースとなる[※2]。

第7章

❶ 滴下速度の計算方法は？

※2 滴下数は、カテーテルの挿入部の屈曲や体位などによっても変わるため、定期的に予定流量が滴下されているかを確認する。

第7章　輸液・輸血関連の疑問

❷ 血管痛や静脈炎が起こりやすい輸液は？

～ビーフリード、パレプラスなど～

血管痛や静脈炎が起こる要因

- ▶**化学的要因**（高酸性、高アルカリ性、高浸透圧などによる炎症）
- ▶**機械的要因**（カテーテル挿入に伴う血管内皮細胞の炎症）
- ▶**細菌性要因**（輸液や薬剤とともに侵入した細菌による炎症）

浸透圧比[※1] が高い輸液は要注意

- ▶浸透圧比とは、血漿や生理食塩液の浸透圧を「1」とした場合の比率のこと。
- ▶浸透圧比は、電解質濃度、ブドウ糖濃度、アミノ酸濃度などにより決まる。
- ▶浸透圧比が高い輸液は、血管痛や静脈炎を起こしやすい。

末梢静脈からの投与は「浸透圧比 3」まで

- ▶末梢静脈から投与可能な輸液は「浸透圧比 3」までとされている。
- ▶浸透圧比が 4 以上の輸液は、中心静脈から投与する必要がある。
- ▶TPN 輸液は、すべて浸透圧比 4 以上である。

Memo

浸透圧比が 4 以上でも、少量投与の場合は末梢静脈から投与することがある。例えば、50％ブドウ糖液は「浸透圧比 10」だが、低血糖時の対応として、末梢静脈から 20mL ワンショット（iv）投与などの指示が出る。

※1　文献によっては「血漿比」と記載されている。

| 1 | 2 | 3 | 4 | 5 | 6 | 7 |

●主な輸液の浸透圧比

	主な商品名	浸透圧比
等張電解質輸液 （乳酸／酢酸リンゲル液）	ラクテック ソルラクト ヴィーン F ソルアセト F	約 1
低張電解質輸液 （1～4 号液）	ソルデム 1、ソルデム 2 ソルデム 3A、ソルデム 6	
	ソリタ -T1 号、ソリタ -T2 号 ソリタ -T3 号、ソリタ -T4 号	
脂肪乳剤	イントラリポス 10% イントラリポス 20%	
5％糖加 乳酸／酢酸リンゲル液	ラクテック D ソルラクト D ヴィーン D ソルアセト D	約 2
7.5％糖加維持液	ソルデム 3AG ソリタ -T3 号 G	
末梢静脈栄養輸液 （PPN）	ビーフリード パレプラス エネフリード	約 3

浸透圧比 3 までは末梢静脈から投与可能だが、浸透圧比が高くなるほど、血管痛や静脈炎のリスクは高くなる。

第 7 章

② 血管痛や静脈炎が起こりやすい輸液は？

第7章 輸液・輸血関連の疑問

③ アルブミン「5％製剤」と「25％製剤」の違いは？

～等張製剤と高張製剤の使い分け～

✓ 血液製剤の主な分類

血液製剤は、輸血製剤[※1]や血漿分画製剤に分かれる。アルブミンは血漿分画製剤に分類される。

輸血製剤の代表例

RBC[※2]
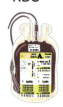

FFP[※3]

PC[※4]
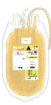

血漿分画製剤の代表例

グロブリン製剤
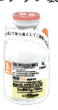

アルブミン製剤
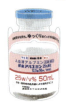

凝固因子製剤
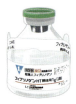

※1 本文で紹介しているのは「血液成分製剤」の分類。血漿分画製剤の投与も「輸血」だが、臨床では「血液成分製剤や全血製剤などの投与を輸血」と呼ぶ施設も多いため、本文では「輸血製剤」とした。参考書によっても記載が異なる。
※2 RBC：赤血球液（red blood cell）。

✓ 5％製剤は「等張アルブミン」

循環血液量を確保する目的があり、出血を伴う手術や火傷など、体液が不足する場面で使用される。

✓ 20％/25％製剤は「高張アルブミン」

間質液を血管内に移行させることで体液異常を改善する作用があり、浮腫、胸水貯留、腹水貯留などの場面で使用される。

「血清アルブミン値の上昇・維持」のみを目的とした投与は「不適切な使用」となっており、検査数値の改善だけを理由に投与しない。

✓ アルブミンの投与速度

インタビューフォームの記載では、1時間あたり10〜15g以下に抑えることが推奨されている。等張アルブミン製剤であれば5mL/分以下、高張アルブミン製剤であれば1mL/分以下だと推奨範囲内で投与することができる[※5]。

※3 FFP：新鮮凍結血漿（fresh frozen plasma）。
※4 PC：濃厚血小板（platelet concentrate）。
※5 アルブミンを急速投与すると、循環動態が変化し、心不全や肺水腫を起こすおそれがある。

第7章 輸液・輸血関連の疑問

④ 輸血のときに別ルートを確保するのはなぜ？

〜輸血も配合変化に注意する〜

✔ 輸血は単独投与が原則

輸血は、輸液と混ざると凝固、凝集、溶血、タンパク変性などの配合変化を起こすおそれがあるため、単独投与が原則となる。

✔ 輸血は1バッグずつの投与が原則

- 患者の状態に応じて、一度に複数の輸血バッグがオーダーされることがある。
  例：Ir-RBC-LR-2[※1] × 2バッグなど
- 副作用が起こったときに、原因となった輸血バッグを明らかにするため、輸血は原則1バッグずつ投与するのが原則。

Memo

PC（血小板製剤）は、RBC（赤血球製剤）やFFP（新鮮凍結血漿製剤）に比べて副作用の出現率が高いため、特に注意する。

✔ 滴下速度と副作用の観察[1)]

- 輸血開始後、最初の10〜15分は1mL/分で滴下し、その後は5mL/分で滴下する（RBC2単位の場合、おおよそ1時間で投与する[※2]）。
- 開始直後は副作用が起こりやすいため、少なくとも最初の5分間はベッドサイドで患者を見守る必要があり、15分経過した段階で再度、状態を確認する。

※1 Ir：放射線照射済み（irradiated）、LR：白血球除去済み（leukocytes reduced）の意味。語尾の数字は単位数を表し、RBCの場合、2単位の容量は280mL。Ir-RBC-LR-2は「白血球除去済み照射赤血球液2単位」の意味となる。FFPは単位数の部分が容量（240など）で記載されている。
※2 大量出血などの緊急時は、急速投与を行う場合がある。

| 1 | 2 | 3 | 4 | 5 | 6 | 7 | |

●単位あたりの容量は輸血製剤ごとに異なる

RBC	FFP	PC
1 単位：140mL 2 単位：280mL	1 単位：120mL 2 単位：240mL	10 単位：200mL 20 単位：250mL

PC は、成人に使用する単位数が大きく、単位数と容量は相関しない。

●RBC 投与時の予測上昇 Hb 値（g/dL）

Ir-RBC-LR	体重					
	35kg	40kg	45kg	50kg	60kg	70kg
2 単位	2.2	1.9	1.7	1.5	1.3	1.1
4 単位	4.3	3.8	3.4	3.0	2.5	2.2
6 単位	6.5	5.7	5.0	4.5	3.8	3.2
8 単位	8.7	7.6	6.7	6.1	5.0	4.3

［文献 2 を参考に作成］

表の読み方：体重 50kg の成人患者に Ir-RBC-LR を 2 単位投与すると、Hb 値が約 1.5g/dL 上昇することが予測される[3]。輸血開始の目安は、Hb 値 7.0g/dL 以下。

第 7 章

❹ 輸血のときに別ルートを確保するのはなぜ？

※3　表では Ir-RBC-LR 1 単位あたりの Hb 量を 26.5g、循環血液量を 70mL/kg で算出している。文献によっては、Ir-RBC-LR1 単位あたりの Hb 量を 29 g で計算しており、上昇はあくまで目安値として把握する。日本赤十字社のホームページでは、体重（kg）と輸血製剤の投与本数（単位）を入力すると、Hb 上昇の予測値が自動計算される[2]。

第7章 輸液・輸血関連の疑問

column

バンコマイシンに関する「これなんで？」

投与は1時間以上かければいいの？

　バンコマイシンは通常1時間以上かけて点滴します。これはレッドネック（レッドマン）症候群の予防のためですね。バンコマイシンをワンショットや短時間で点滴することでヒスタミンが遊離して、顔や首、体幹の紅斑や掻痒、血圧低下などの副作用が発現することがあるのです。もし症状を認めた場合はすぐに投与を中止して主治医に連絡しましょう。なお、投与時間は普段は60分のことが多いですが、「抗菌薬TDM臨床実践ガイドライン2022」には1gで1時間以上、それ以上の場合は500mgにつき30分以上を目安に投与時間を延長すると記載されているので[*1]、必要に応じてそれ以上に延長される場合もあります。

なんで採血するの？

　ほかの多くの薬では採血しないのに、なぜバンコマイシンでは採血しなければならないのでしょう。それは厳しい血中濃度の管理が求められており、どの患者でも同じように投与するのでは上手くいかないことが多いからです。適正な血中濃度が達成できれば抗菌薬が効率的に細菌を殺せます。適正値より低いともちろん効果を発揮できませんし、薬剤耐性菌を誕生させるきっかけにもなってしまいます。

多めに投与したらダメ？

　では逆にうんと血中濃度を上げればよいのではと思いましたね？それはその通りで確かに菌を殺すことはできます。ただ、その反動で腎臓にも大ダメージを与えてしまうのです。さながら超エネルギー弾で敵を街ごと破壊してしまう漫画のキャラクターのように。例えばトラフ値（後述）＞20μg/mLで腎機能障害のリスクが上昇するという報告など[*2]、血中濃度の過度な上昇と腎機能障害の関連を示唆する報告は数多くあります。

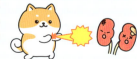

128

2回も採血する必要…あるの？

　そのリスクを避けるために実施するのが血中濃度測定です。従来はAUC（体内に取り込まれた薬の量を示す指標）の代替としてトラフ値（投与直前の血中濃度）で投与設計を行っていましたが、2022年のガイドラインにてトラフ値はAUCの代替とは言えないと結論付けられ、安全性の面でAUCを指標とする投与設計が求められることになりました。

　今まで投与直前（トラフ値）の採血だけでよかったのに、最近は投与前後の2回採血オーダーが入るようになって不思議に思っている人もいるかもしれません。これは1点の採血でもAUCを求めること自体は可能なのですが、精度を上げるために重症感染症や腎機能低下例、腎機能低下リスクがある症例では2点の採血でAUC評価を行うことが推奨されていることによります[*1]。

TDMとは？

　採血の結果を基に実施するのがTDM（therapeutic drug monitoring）です。TDMとは薬物の血中濃度を測定し、投与設計を見直すことにより安全で有効な治療を行うことです。血中濃度結果をそれぞれの患者の体格や腎機能などの固有データと照らし合わせて、基本的には専用の解析ソフトウェアを用いてその時点で最適と思われる投与量を推算しています。

おわりに

　いろいろな注意が必要なバンコマイシンですが、それでもたくさん使われているのはそれだけ有効性が高く、重宝されているということでもあります。TDMについて詳しく知りたい方はぜひ職場の薬剤師に聞いてみてください。

引用・参考文献

＊1　抗菌薬TDMガイドライン作成委員会/TDMガイドライン策定委員会抗菌薬小委員会編. 抗菌薬TDM臨床実践ガイドライン2022（Executive summary）. 日本化学療法学会雑誌. 70（1）, 2022年, 1-72.

＊2　Satoshi Fujii et al. Impact of vancomycin or linezolid therapy on development of renal dysfunction and thrombocytopenia in Japanese patients. Chemotherapy. 59（5）, 2013, 319-24.

第 7 章で学んだ内容を確認

☐☐ **輸液の滴下速度の計算方法がわかった**（▶p.120）

☐☐ **血管痛や静脈炎が起こりやすい輸液がわかった**（▶p.122）

☐☐ **アルブミン製剤の違いがわかった**（▶p.124）

☐☐ **輸血のときに別ルートを確保する理由がわかった**（▶p.126）

覚えた項目に☐をつけていくと、
学習状況を把握することができます

引用・参考文献

1）日本赤十字社. 赤血球製剤：5. 患者の観察、輸血速度 https://www.jrc.or.jp/mr/transfusion/procedure/red_blood_cell/（2024/11/20 閲覧）
2）日本赤十字社. 赤血球製剤. https://www.jrc.or.jp/mr/blood_product/about/red_blood_cell/（2024/12/16 閲覧）
3）日本赤十字社. 輸血用血液製剤添付文書集＜2024 年 3 月現在＞. https://www.jrc.or.jp/mr/pdf/202403tenpubunsyo_book.pdf（2024/12/16 閲覧）
4）しゅーぞー. "いいね"といわれる新人になる！1 年目ナースの教科書. 東京, ナツメ社, 2023, 116-7.
5）中山有香里. 自分閻魔帳　ズルカン 3. 大阪, メディカ出版, 2020, 97-102.
6）渡辺朔太郎. 先輩ナースが書いた 看護に活かせる輸液ノート. 東京, 照林社, 2017.
7）西口幸雄ほか編. 看護のギモン. 東京, 照林社, 2024.
8）中田哲朗ほか. ホップ・ステップ・パーフェクト！ 輸液はじめて BOOK. 大阪, メディカ出版, 2024.
9）相澤学. 理論とゴロ合わせで覚える配合変化. 東京, じほう, 2022.
10）日本静脈経腸栄養学会編. 静脈経腸栄養ガイドライン 第 3 版. 東京, 照林社, 2013.
11）野﨑昭人ほか. 科学的根拠に基づいたアルブミン製剤の使用ガイドライン（改定第 3 版）. http://yuketsu.jstmct.or.jp/wp-content/uploads/2024/07/070030406.pdf（2024/11/20 閲覧）
12）日本血液製剤協会. アルブミン製剤の適正使用. http://www.ketsukyo.or.jp/plasma/albmen/alb_07.html（2024/11/20 閲覧）
13）日本赤十字社岡山県赤十字血液センター. 血液のその後. https://www.bs.jrc.or.jp/csk/okayama/process/m3_02_index.html（2024/11/20 閲覧）

巻末資料

輸液製剤一覧❶ 主な低張電解質輸液（1〜4号液）の種類

輸液製剤一覧❷ 主な糖類輸液の種類

輸液製剤一覧❸ 主な浸透圧利尿薬の種類

輸液製剤一覧❹ 主なリンゲル液、人工膠質液の種類

輸液製剤一覧❺ 主な栄養輸液の種類

配合変化が起こりやすい注射薬の代表例

配合変化が起こりやすい輸液・注射薬の代表例

添付文書で「投与にかける時間」に指定がある薬剤例❶

添付文書で「投与にかける時間」に指定がある薬剤例❷

代表的な抗菌薬（注射薬・静注液）略語まとめ❶

代表的な抗菌薬（注射薬・静注液）略語まとめ❷

輸液・注射・ルート関連の略語一覧

代表的な輸液製剤：名前の由来まとめ

プリセプター・新人指導者用 全章のチェックリストあり

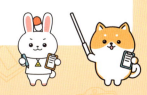

輸液製剤一覧❶主な低張電解質輸液（1～4号液）の種類

	主な商品名	
	標準輸液	糖加輸液
1号液	ソルデム1 ソリタ-T1号 YD ソリタ-T1号 KN1号 デノサリン1 リプラス1号	―
2号液	ソルデム2 ソリタ-T2号 KN2号	―
3号液	ソルデム3 ソルデム3A ソリタ-T3号 YD ソリタ-T3号 KN3号 EL-3号 リプラス3号 ユエキンキープ3号 ヒシナルク3号	ソルデム3AG　　ソルデム3PG ソルマルト　　　10%EL-3号 ソリタ-T3号G　ソリタックス-H YD ソリタ-T3号G　KNMG3号 フィジオゾール3号　フィジオ35 フルクトラクト　トリフリード アクチット　　　ヴィーン3G アルトフェッド　アステマリン3号MG ペンライブ　　　アセテート維持液3G アクマルト　　　アセキープ3G エスロンB　　　クリニザルツ グルアセト35
4号液	ソルデム6 ソリタ T-4号 KN4号	―

一部の輸液はブドウ糖以外の糖質を配合している。
　・ソルマルト、アクチット、アルトフェッド、ペンライブ、アクマルト、エスロンBは、ブドウ糖ではなく「マルトース」を配合
　・クリニザルツは、ブドウ糖ではなく「キシリトール」を配合
　・フルクトラクトは、ブドウ糖ではなく「果糖」を配合
　・トリフリードは、ブドウ糖に加え「キシリトールと果糖」を配合　など

輸液製剤一覧❷主な糖類輸液の種類

	主な商品名
ブドウ糖液	光糖液5%　　　　　　　小林糖液5% 光糖液10%　　　　　　大塚糖液5% 光糖液20%　　　　　　大塚糖液10% 光糖液30%　　　　　　大塚糖液20% テルモ糖5%　　　　　　大塚糖液50% テルモ糖10%　　　　　大塚糖液70% テルモ糖50% ほかにも複数の会社からブドウ糖液が販売されている
ブドウ糖以外の輸液	キリット5% キシリトール5%「フソー」 キシリトール5%「ヒカリ」 マルトース10%「フソー」 マルトス10%

ブドウ糖は単糖類、マルトースは二糖類、キシリトールは糖アルコール。

輸液製剤一覧❸主な浸透圧利尿薬の種類

	主な商品名
グリセリン／果糖製剤	グリセオール グリセレブ グリマッケン ヒシセオール
マンニトール製剤	マンニトールS 20%マンニットール「YD」 マンニットT15%

浸透圧利尿薬は、頭蓋内圧や眼圧を下げるための輸液（本文では取り扱っていない）。

輸液製剤一覧❹主なリンゲル液、人工膠質液の種類

	主な商品名		
	標準輸液	糖加輸液	
乳酸リンゲル液	ラクテック ソルラクト ニソリ ラクトリンゲル"フソー" ハルトマン pH8「NP」 ハルトマン「コバヤシ」	ラクテック D ソルラクト D ソルラクト TMR ニソリ M ラクトリンゲル M「フソー」 ラクトリンゲル S「フソー」 ハルトマン D「フソー」	ラクテック G ソルラクト S ポタコール R ニソリ・S
酢酸リンゲル液	ソルアセト F ソリューゲン F ヴィーン F リナセート F	ソルアセト D ソリューゲン G ヴィーン D リナセート D	フィジオ 140 アクメイン D ペロール
重炭酸リンゲル液	ビカーボン ビカネイト	―	
人工膠質液	ボルベン 6% 低分子デキストラン L サヴィオゾール	低分子デキストラン糖	

一部の輸液はブドウ糖以外の糖質を配合している。
- ラクテック G、ソルラクト S、ニソリ・S、ラクトリンゲル S は、ブドウ糖ではなく「ソルビトール（グルシトール）」を配合
- ソルラクト TMR、ニソリ M、ラクトリンゲル M は、ブドウ糖ではなく「マルトース」を配合

輸液製剤一覧❺主な栄養輸液の種類

	主な商品名	
脂肪乳剤	イントラリポス 10%	イントラリポス 20%
総合アミノ酸輸液	プロテアミン 12 アミパレン モリプロン F	アミニック アミゼット B モリアミン S
腎不全用 アミノ酸輸液	キドミン ネオアミュー	
肝不全用 アミノ酸輸液	アミノレバン テルフィス	モリヘパミン ヒカリレバン
小児用 アミノ酸輸液	プレアミン -P	
末梢静脈栄養輸液	ビーフリード パレプラス ツインパル	エネフリード プラスアミノ パレセーフ
中心静脈栄養輸液 （シングルバッグ製剤）	ハイカリック リハビックス -K	ハイカリック RF
中心静脈栄養輸液 （マルチバッグ製剤）	ピーエヌツイン ネオパレン キドパレン ワンパル	フルカリック エルネオパ NF ミキシッド L/H
TPN 用 ビタミン製剤	ビタジェクト ダイメジン・マルチ	マルタミン オーツカ MV
TPN 用 微量元素製剤	ボルビックス シザナリン N エレメンミック ミネラミック ミネリック -5 配合	ボルビサール シザナリン配合 エレジェクト メドレニック

2024 年 12 月筆者調べ。

巻末資料

配合変化が起こりやすい注射薬の代表例

	一般名（主な商品名）
pHが酸性の注射薬 （沈殿、白濁、結晶析出など）	ノルアドレナリン（ノルアドリナリン） アドレナリン（ボスミン） ブロムヘキシン（ビソルボン） メトクロプラミド（プリンペラン） バンコマイシン（一般名と同じ） ドブタミン（ドブトレックス） ミノサイクリン（ミノマイシン） レボドパ（ドパストン） プロプラノロール（インデラル） ミダゾラム（ドルミカム）など
pHがアルカリ性の注射薬 （沈殿、白濁、結晶析出など）	フロセミド（ラシックス） カンレノ酸カリウム（ソルダクトン） 炭酸水素ナトリウム（メイロン） アミノフィリン（ネオフィリン） オメプラゾール（オメプラール） ランソプラゾール（タケプロン） アセタゾラミド（ダイアモックス） フェニトイン（アレビアチン） アシクロビル（ゾビラックス） アンピシリン（ビクシリン） アンピシリン／スルバクタム（スルバシリン）など

配合変化が起こりやすい輸液・注射薬の代表例

	一般名（主な商品名）
注射用水での溶解が必要な薬剤 （混濁、沈殿など）	カルペリチド（ハンプ） エリスロマイシン（エリスロシン） アムホテリシンB（アムビゾーム、ファンギゾン）
他剤との混合で配合変化が起こりやすい薬剤 （白濁、沈殿など）	ナファモスタット（フサン） ガベキサート（エフオーワイ）
注意すべき頻用薬剤 （結晶の析出）	セフトリアキソン（ロセフィン） Ca含有の輸液や薬剤と混合すると結晶ができ、塞栓症を起こす危険がある（新生児での死亡事例あり）
原則として他剤との混合や希釈ができない薬剤 （結晶の析出）	ジアゼパム（ホリゾン、セルシン） 難水溶性で有機溶媒を使用しているため、溶解性が低下し結晶が析出してしまうおそれあり
原則として遮光が必要な輸液 （ビタミンの光分解）	パレプラス エネフリード フルカリック ネオパレン エルネオパNF[1] ワンパル このほか、各種ビタミン製剤も遮光が必要
PVCフリーやDEHPフリー[2]の輸液セットが必要な薬剤 （吸着、溶出など）	ニトログリセリン（ミリスロール） 硝酸イソソルビド（ニトロール） ミダゾラム（ドルミカム） アミオダロン（アンカロン） ダイズ油（イントラリポス） インスリンヒト（ヒューマリンR）など

※1　エルネオパNFは遮光カバーなしでも、室温散乱光下（約500lx）にて、混合後24時間以内までは90％以上の含量が保たれていたことから、遮光カバーを付けずに投与している施設もある。筆者がメーカーに問い合わせた際は「直射日光などの有無にかかわらず、遮光カバーの使用を推奨している」と回答あり。

※2　PVCは「ポリ塩化ビニル」、DEHPは「フタル酸ジ-2エチルヘキシル」のこと。

添付文書で「投与にかける時間」に指定がある薬剤例❶

一般名 （主な商品名）	投与にかける時間	理由
フルルビプロフェン （ロピオン）	1分以上	投与速度を速くすると、血圧、心拍数が上昇したという動物実験データがあるため。
アミノフィリン （ネオフィリン）	5〜10分	急速投与でショック、不整脈などの副作用や過呼吸、熱感が現れることがあるため。
プロタミン （一般名と同じ）	10分以上	急速投与により呼吸困難、血圧低下、徐脈などの症状が現れることがあるため。
レベチラセタム （イーケプラ）	15分	15分かけて点滴したときの薬物動態が、経口投与したときとほぼ同じだったため。
アセトアミノフェン （アセリオ）	15分	日本人健康成人男性を被験者とした国内臨床薬理試験のいずれにおいても、投与量にかかわらず、本剤投与開始後15分（＝投与終了直後）に最高血中濃度に到達したため。
ゾレドロン酸 （リクラスト）	15分以上	点滴時間が短いと、急性腎障害の発現リスクが高くなるため。
ゾレドロン酸 （ゾメタ）	15分以上	5分間で点滴静脈内注射した外国の臨床試験で、急性腎障害が発現した例が報告されているため。
メトロニダゾール （アネメトロ）	20分以上	20分以内での安全性は十分に確立していないため（審査報告書より）。
エダラボン （ラジカット）	30分[※1]	一定投与量において60分間持続投与では作用が認められず、薬効発現には30分間持続投与で得られる到達血漿中濃度が必要であると考えられたため（審査報告書より）。
クリンダマイシン （一般名と同じ）	30分〜1時間	急速静注を行うと、心停止をきたすおそれがあるため。
シプロフロキサシン （シプロキサン）	1時間	急速投与で血管痛や静脈炎が起こる可能性があるため。
レボフロキサシン （クラビット）	約1時間	海外での臨床成績で約1時間の投与で重大な問題が報告されていないこと、急速投与で低血圧を引き起こす可能性が否定できないため。

添付文書で「投与にかける時間」に指定がある薬剤例❷

一般名 (主な商品名)	投与にかける時間	理由
ガンシクロビル (デノシン)	1時間以上	静脈炎、血管痛を避けるため。
バンコマイシン (一般名と同じ)	1時間以上	急速投与でレッドネック（レッドマン）症候群や血圧低下などの副作用が出現する可能性があるため。
アムホテリシンB (アムビゾーム)	1〜2時間以上	投与時関連反応（咽頭炎、嚥下障害、呼吸困難、チアノーゼ、心房粗動、胸痛など）を予防するため。
アジスロマイシン (ジスロマック)	2時間	1時間での投与では、注射部位疼痛が多く認められたため。

※1 脳梗塞の適応での投与時間。後発品には適応がないが、先発品を「ALSにおける機能障害の進行抑制」に対して使用する場合は、通常、成人に1回2袋を60分かけて投与する。

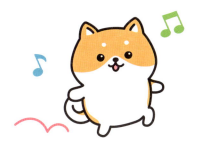

代表的な抗菌薬（注射薬・静注液）：略語まとめ❶

略語	一般名	主な商品名
ABK	アルベカシン	ハベカシン
ABPC	アンピシリン	ビクシリン
ABPC/MCIPC	アンピシリン／クロキサシリン	ビクシリンS
ABPC/SBT	アンピシリン／スルバクタム	スルバシリン、ユナシン-S
AMK	アミカシン	一般名と同じ
AMPH-B	アムホテリシンB	アムビゾーム、ファンギゾン
AZM	アジスロマイシン	ジスロマック
CAZ	セフタジジム	一般名と同じ
CEZ	セファゾリン	セファメジンα
CFPM	セフェピム	一般名と同じ
CMZ	セフメタゾール	セフメタゾン
CPFX	シプロフロキサシン	シプロキサン
CTM	セフォチアム	パンスポリン
CTRX	セフトリアキソン	ロセフィン
CZOP	セフォゾプラン	ファーストシン
DAP	ダプトマイシン	キュビシン
EM	エリスロマイシン	エリスロシン
FOM	ホスホマイシン	ホスミシンS
GM	ゲンタマイシン	ゲンタシン
IPM/CS	イミペネム／シラスタチン	チエナム
ISP	イセパマイシン	エクサシン
LVFX	レボフロキサシン	クラビット
LZD	リネゾリド	ザイボックス
MCFG	ミカファンギン	ファンガード

代表的な抗菌薬（注射薬・静注液）：略語まとめ❷

略語	一般名	主な商品名
MEPM	メロペネム	メロペン
MNZ	メトロニダゾール	アネメトロ
PCG	ベンジルペニシリン	ペニシリンG
PIPC	ピペラシリン	ペントシリン
SM	ストレプトマイシン	一般名と同じ
TAZ/CTLZ	タゾバクタム／セフトロザン	ザバクサ
TAZ/PIPC	タゾバクタム／ピペラシリン	タゾピペ、ゾシン
TEIC	テイコプラニン	タゴシッド
VCM	バンコマイシン	一般名と同じ

巻末資料

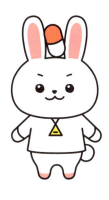

輸液・注射・ルート関連の略語一覧

A	アンプル	ampule
V	バイアル	vial
IV	静脈注射	intravenous injection
IM	筋肉注射	intramuscular injection
SC	皮下注射	subcutaneous injection
ID または IC	皮内注射	intradermal injection / intracutaneous injection
A ライン	動脈ルート	arterial line
V ライン	静脈ルート	venous line
DIV	点滴	drip infusion in vein
CIV	持続注入（持続点滴など）	continuous intravenous infusion
CV	中心静脈	central venous
CVP	中心静脈圧	central venous pressure
CVC	中心静脈カテーテル	central venous catheter
PICC	末梢挿入式中心静脈カテーテル	peripherally inserted central catheter
PPN	末梢静脈栄養	peripheral parenteral nutrition
TPN	中心静脈栄養	total parenteral nutrition
SPN	補完的中心静脈栄養	supplemental parenteral nutrition
NS または PS	生理食塩液	normal saline / physiological saline
HES	ヒドロキシエチルデンプン（人工膠質液の成分）	hydroxyethyl starch
CRBSI	カテーテル由来血流感染	catheter related blood stream infection
GDT	目標志向型輸液療法	goal-directed fluid therapy

このほか蒸留水を「ワッサー（Wasser）」、糖を「ツッカー（Zucer）」と呼ぶこともある（ともにドイツ語）。

代表的な輸液製剤：名前の由来まとめ

	輸液	名前の由来
低張電解質輸液 （1〜4号液）	ソルデム	ソルデム solution（溶液）+dextrose（ブドウ糖）+multiple electrolyte（電解質）の頭文字から命名
	KN	K はカリウム、N はナトリウム
リンゲル液類	ラクテック	lactate ringer's injection（乳酸リンゲル液）に由来
	ソルラクト	solution + lactate（乳酸）から命名
	ソルアセトF	solution + acetate（酢酸）から命名。F は free（糖を含まない）という意味
	ヴィーンD	静脈、血管を意味するフランス語 "Veine" から命名。D は dextrose（ブドウ糖を含む）という意味
	フィジオ	physiological（生理的な）から命名
	ビカーボン	bicarbonate（重炭酸）に由来
アミノ酸輸液	アミノレバン	amino acid（アミノ酸）+leber（ドイツ語の肝臓）に由来
	キドミン	kidney（腎臓）amino acid（アミノ酸）に由来
脂肪乳剤	イントラリポス	intravenous lipid emulsion（脂肪乳剤）に由来
栄養輸液	ビーフリード	ビタミン B_1 を含む fluid（輸液）に由来
	エネフリード	脂肪を配合したことでカロリー（エネルギー）を増量した輸液（fluid）であることに由来
	パレプラス	静脈栄養（parenteral nutrition）に水溶性ビタミンを plus する造語
	ハイカリック	high（高い）+calorie（カロリー）+liquid（液）
	フルカリック	full（すべて）+calorie（カロリー）+liquid（液）

巻末資料

プリセプター・新人指導者用 全章のチェックリスト

☐☐ 生理食塩液の役割がわかる（▶p.18）

☐☐ 5％ブドウ糖液の役割がわかる（▶p.20）

☐☐ 3号液の役割がわかる（▶p.22）

☐☐ 3号液と1号液の違いがわかる（▶p.24）

☐☐ 1号液から4号液までの違いがわかる（▶p.26）

☐☐ 生理食塩液の注意点がわかる（▶p.40）

☐☐ リンゲル液の特徴と全体像がわかる（▶p.42）

☐☐ 嘔吐で使う主な輸液がわかる（▶p.44）

☐☐ 下痢で使う主な輸液がわかる（▶p.45）

☐☐ 膠質液と人工膠質液がわかる（▶p.46）

☐☐ PPN輸液の特徴と組成がわかる（▶p.62）

☐☐ TPN輸液の特徴と組成がわかる（▶p.64）

☐☐ 脂肪乳剤の特徴と注意点がわかる（▶p.66）

☐☐ アミノ酸輸液の特徴と違いがわかる（▶p.68）

☐☐ リフィーディング症候群がわかる（▶p.70）

☐☐ CVCの構造と役割がわかる（▶p.88）

☐☐ CVCの挿入部位と解剖がわかる（▶p.90）

- ☐☐ PICCの長所と短所がわかる（▶p.92）
- ☐☐ 輸液フィルターの役割と注意点がわかる（▶p.94）
- ☐☐ インスリンの単位と注意点がわかる（▶p.100）
- ☐☐ カリウム製剤の投与速度、投与濃度の上限がわかる（▶p.102）
- ☐☐ 3％食塩液の調製方法と使用場面がわかる（▶p.104）
- ☐☐ 浸透圧性脱髄症候群がわかる（▶p.105）
- ☐☐ セフトリアキソン投与時の注意点がわかる（▶p.110）
- ☐☐ オメプラゾール投与時の注意点がわかる（▶p.112）
- ☐☐ フェジン希釈時・投与時の注意点がわかる（▶p.113）
- ☐☐ アミオダロン溶解時・投与時の注意点がわかる（▶p.114）
- ☐☐ ナファモスタット溶解時・投与時の注意点がわかる（▶p.115）
- ☐☐ 輸液の滴下速度の計算方法がわかる（▶p.120）
- ☐☐ 血管痛や静脈炎が起こりやすい輸液がわかる（▶p.122）
- ☐☐ アルブミン製剤の違いがわかる（▶p.124）
- ☐☐ 輸血のときに別ルートを確保する理由がわかる（▶p.126）

新人さんは、自分の復習用に使えます。
プリセプター・指導者は、新人さんの学習状況の把握に役立ちます。

索引

英数・欧文

10%食塩液	104
1号液	24, 26, 30, 132
2号液	26, 30, 132
20%マンニットール「YD」	133
3号液	14, 22, 24, 26, 30, 132
4号液	26, 30, 132
5%ブドウ糖液	14, 20, 22, 25, 28
CRBSI	93, 142
CVC	88, 92, 142
FFP	124, 127
HCl	44
HES	47, 142
Ir-RBC-LR	127
KCL	102
KN	143
KN1号	24, 34, 35, 132
KN2号	34, 35, 132
KN3号	22, 34, 35, 132
KN4号	34, 35, 132
KNMG3号	34, 35, 132
PC	124, 127
PICC	92, 142
PPN	62, 72, 123, 142,
PVC	92
RBC	124, 127
TPN	64
TPN用ビタミン製剤	135
TPN用微量元素製剤	135

ア行

アクチット	35, 132
アシクロビル	136
アジスロマイシン	139, 140
アシドーシス	40, 42, 45, 58, 62, 74
アスパラカリウム	102
アセタゾラミド	136
アセテート維持液3G	35, 132
アセトアミノフェン	138
アセトキープ3G	35, 132
アセリオ	138
アドレナリン	114, 136
アネメトロ	138, 141
アミオダロン	114, 137
アミゼットB	68, 135
アミニック	68, 135
アミノフィリン	136, 138
アミノレバン	68, 135, 143
アミパレン	68, 135
アムビゾーム	137, 139, 140
アムホテリシンB	137, 139, 140
アルカローシス	41, 44
アルブミン	46, 124
アルブミン製剤	46, 124
アレビアチン	136
アンカロン	114, 137
アンピシリン	136, 140
アンピシリン／スルバクタム	136, 140
イーケプラ	138

維持液⋯⋯⋯⋯⋯15，22，30	
インスリン製剤⋯⋯⋯⋯⋯100	
インスリンヒト⋯⋯⋯⋯⋯137	
インデラル⋯⋯⋯⋯⋯⋯136	
イントラリポス⋯⋯66，73，143	
イントラリポス 10%	
⋯⋯⋯⋯⋯73，123，135	
イントラリポス 20%	
⋯⋯⋯⋯⋯73，123，135	
ヴィーン 3G⋯⋯⋯35，52，132	
ヴィーン D⋯⋯48，52，57，111，123，134，143	
ヴィーン F⋯⋯42，48，52，57，111，123，134	
エダラボン⋯⋯⋯⋯⋯⋯138	
エネフリード⋯⋯62，66，72，111，123，135，137，143	
エフオーワイ⋯⋯⋯⋯⋯137	
エリスロシン⋯⋯⋯⋯137，140	
エリスロマイシン⋯⋯⋯137，140	
エルネオパ NF⋯⋯64，74，111，135，137	
エルネオパ NF1 号⋯⋯⋯⋯80	
エルネオパ NF2 号⋯⋯⋯⋯80	
エレジェクト⋯⋯⋯⋯⋯135	
エレメンミック⋯⋯⋯⋯135	
オーツカ MV⋯⋯⋯⋯⋯135	
大塚糖液 10%⋯⋯⋯⋯⋯133	
大塚糖液 20%⋯⋯⋯⋯⋯133	
大塚糖液 50%⋯⋯⋯⋯⋯133	
大塚糖液 70%⋯⋯⋯⋯⋯133	
オメプラール⋯⋯⋯⋯112，136	
オメプラゾール⋯⋯⋯⋯112，136	

カ行

開始液⋯⋯⋯⋯⋯⋯24，30
ガベキサート⋯⋯⋯⋯⋯137
カリウム製剤⋯⋯⋯⋯⋯102
カルチコール⋯⋯⋯⋯⋯111
カルペリチド⋯⋯⋯⋯⋯137
ガンシクロビル⋯⋯⋯⋯139
緩衝剤⋯⋯⋯⋯⋯⋯22，42
含糖酸化鉄⋯⋯⋯⋯⋯113
肝不全用アミノ酸輸液⋯⋯68，135
カンレノ酸カリウム⋯⋯⋯136
キシリトール 5%「フソ―」⋯⋯133
キシリトール 5%「ヒカリ」⋯⋯133
キドパレン⋯⋯⋯65，74，79，135
キドミン⋯⋯⋯⋯68，135，143
凝固因子製剤⋯⋯⋯⋯⋯124
キリット 5%⋯⋯⋯⋯⋯133
クラビット⋯⋯⋯⋯⋯138，140
グリセオール⋯⋯⋯⋯⋯133
グリセリン／果糖製剤⋯⋯⋯133
グリセレブ⋯⋯⋯⋯⋯133
グリマッケン⋯⋯⋯⋯⋯133
クリンダマイシン⋯⋯⋯⋯138
グルアセト 35⋯⋯⋯⋯35，132
グロブリン製剤⋯⋯⋯⋯124
血液製剤⋯⋯⋯⋯⋯⋯124
血管痛⋯⋯⋯⋯122，138，139
血漿分画製剤⋯⋯⋯⋯⋯124
高 K 血症⋯⋯⋯⋯⋯24，101
高カロリー輸液⋯⋯64，67，76
膠質液⋯⋯⋯⋯⋯⋯⋯46
膠質浸透圧⋯⋯⋯⋯⋯18，46
高張アルブミン製剤⋯⋯⋯125

小林糖液 5% ………………………… 133
コロイド ………………………… 18, 46

サ行

細胞外液補充液 …………………… 15, 48
サヴィオゾール … 47, 56, 57, 134
酢酸リンゲル液
　　　………… 42, 45, 48, 57, 134
ジアゼパム …………………………… 137
ジスロマック ………………… 139, 140
シプロキサン ………………… 138, 140
シプロフロキサシン ………… 138, 140
脂肪乳剤 …… 66, 123, 135, 143
重炭酸リンゲル液
　　　………………… 43, 48, 57, 134
術後回復液 ………………………… 26, 30
硝酸イソソルビド …………………… 137
晶質浸透圧 …………………………… 18
小児用アミノ酸輸液 ………… 68, 135
静脈炎 …… 67, 93, 122, 138, 139
シングルルーメン ………………………… 88
人工膠質液 ………… 46, 56, 57, 134
新鮮凍結血漿 ………………………… 126
浸透圧 ………………………………… 18
浸透圧比 ……………………………… 122
浸透圧性脱髄症候群 ………………… 105
腎不全用アミノ酸輸液 ……… 68, 135
水分補充液 …………………………… 15
スルバシリン ………………… 136, 140
生理食塩液 … 14, 18, 22, 25, 28,
　　　　　40, 44, 48, 104, 142
赤血球液 ……………………………… 124
セフトリアキソン …… 110, 137, 140

セルシン ……………………………… 137
総合アミノ酸輸液 …………… 68, 135
ゾビラックス ………………………… 136
ゾメタ ………………………………… 138
ソリタ -T1 号
　　　……… 24, 32, 35, 123, 132
ソリタ -T2 号 …… 32, 35, 123, 132
ソリタ -T3 号
　　　……… 22, 32, 35, 123, 132
ソリタ -T3 号 G ………… 33, 35, 123
ソリタ -T4 号 …… 32, 35, 123, 132
ソリタックス -H ………… 33, 35, 132
ソリューゲン F
　　　…… 42, 48, 53, 57, 111, 134
ソリューゲン G
　　　………… 48, 53, 57, 111, 134
ソルアセト D ………………… 48, 51, 57,
　　　　　　　　111, 123, 134
ソルアセト F ……… 42, 48, 51, 57,
　　　　　　　　111, 123, 143
ソルダクトン ………………………… 136
ソルデム ……………………………… 143
ソルデム 1 ………… 24, 26, 29, 30,
　　　　　　　　35, 123, 132
ソルデム 2 … 26, 30, 35, 123, 132
ソルデム 3 …………………… 35, 132
ソルデム 3A
　　　……… 22, 26, 29, 30, 35, 123
ソルデム 3AG ……… 35, 123, 132
ソルデム 3PG ………………… 35, 132
ソルデム 6 … 26, 30, 35, 123, 132
ソルマルト ……………………… 35, 132

ソルラクト
　……42, 48, 50, 57, 123, 143
ソルラクト D
　……48, 50, 57, 123, 134
ソルラクト S ………50, 57, 134
ソルラクト TMR………50, 57, 134
ゾレドロン酸……………138

タ行

ダイアモックス…………136
ダイメジン・マルチ…………135
代用血漿……………47
タケプロン……………136
脱水補給液……………26, 30
ダブルルーメン……………88
炭酸水素ナトリウム…………136
中心静脈栄養輸液………64, 135
中心静脈カテーテル……88, 92, 142
ツインパル……………111, 135
低 K 血症………45, 70, 101, 103
低張電解質輸液…30, 123, 132, 143
低分子デキストラン L
　……47, 56, 57, 134
低分子デキストラン糖………57, 134
低 Mg 血症………70, 103
低 P 血症………70, 101
滴下速度……………120
デキストラン製剤………47
デノサリン 1………35, 132
デノシン……………139
テルフィス………68, 135
テルモ糖 10%………133
テルモ糖 5%………133

テルモ糖 50%………133
糖加酢酸リンゲル液………43, 48
糖加乳酸リンゲル液………43, 48
等張アルブミン製剤………124
等張電解質輸液………123
投与速度
　……64, 67, 73, 101, 102, 125
ドパストン……………136
ドブタミン……………136
ドブトレックス……………136
トリフリード………35, 132
トリプルルーメン……………88
ドルミカム………136, 137

ナ行

ナファモスタット………115, 137
ニトロール……………137
ニトログリセリン……………137
乳酸リンゲル液
　……42, 45, 48, 57, 134
ネオアミュー………68, 135
ネオパレン…65, 74, 111, 135, 137
ネオパレン 1 号……………79
ネオパレン 2 号……………79
ネオフィリン………136, 138
濃厚血小板……………125
ノボリン R……………100
ノルアドリナリン……………136
ノルアドレナリン……………136

ハ行

ハイカリック
　……64, 74, 111, 135, 143

149

ハイカリック 1 号 ……………………75
ハイカリック 2 号 ……………………75
ハイカリック 3 号 ……………………75
ハイカリック RF…64, 74, 75, 135
ハルトマン ……………………………42
ハルトマン「コバヤシ」……57, 134
ハルトマン D「フソー」……57, 134
ハルトマン pH8「NP」……57, 134
パレセーフ ……………………111, 135
パレプラス ……62, 72, 111, 123,
　　　　　　　　　135, 137, 143
バンコマイシン
　…………128, 136, 139, 141
ハンプ ……………………………… 137
ピーエヌツイン
　…………64, 65, 74, 111, 135
ピーエヌツイン -1 号 ………………77
ピーエヌツイン -2 号 ………………77
ピーエヌツイン -3 号 ………………77
ビーフリード
　…62, 72, 111, 123, 135, 143
ビカーボン…48, 55, 57, 134, 143
ビカネイト…42, 48, 55, 57, 134
光糖液 10% …………………………133
光糖液 20% …………………………133
光糖液 30% …………………………133
光糖液 5% ……………………………133
ヒカリレバン ……………68, 135
ビクシリン ……………………………136
ビソルボン ……………………………136
ビタジェクト …………………………135
ヒドロキシエチルデンプン ……142
ヒューマリン R …………100, 137

フィジオ ………………………………143
フィジオ 140 ………54, 57, 134
フィジオ 35 …………………54, 132
フィジオ 70 ……………………………54
フィジオゾール 3 号 ……35, 54, 132
フェジン ………………………………113
フェニトイン …………………………136
フサン …………………………115, 137
ブドウ糖液 ……14, 20, 22, 133
プラスアミノ …………………………134
プリンペラン …………………………136
フルカリック
　…64, 74, 111, 135, 137, 143
フルカリック 1 号 ……………………78
フルカリック 2 号 ……………………78
フルカリック 3 号 ……………………78
フルクトラクト …………35, 132
フルルビプロフェン …………138
プレアミン -P …………………68, 135
フロセミド ……………………………136
プロタミン ……………………………138
プロテアミン 12 ………………68, 135
プロプラノロール ……………………136
ブロムヘキシン ………………………136
ボスミン ………………………………136
ポタコール R ………………57, 134
ホリゾン ………………………………137
ボルビサール …………………………135
ボルビックス …………………………135
ボルベン 6% ………47, 56, 57, 134

マ行

末梢静脈栄養輸液 ……………………62

末梢静脈カテーテル ……………92	
末梢挿入式中心静脈カテーテル	
…………………………92，142	
マルタミン ……………………… 135	
マルトース 10%「フソー」… 133	
マルトス 10% ………………… 133	
マンニットール S ……………… 133	
マンニット T15% ……………… 133	
マンニトール製剤 ……………… 133	
ミキシッド H	
………64，66，74，82，111，135	
ミキシッド L	
………64，66，74，82，111，135	
ミダゾラム ………………136，137	
ミネラミック …………………… 135	
ミネリック -5 配合 …………… 135	
ミノサイクリン ………………… 136	
ミノマイシン …………………… 136	
ミリスロール …………………… 137	
メイラード反応 …………………64	
メイロン ………………………… 136	
メトクロプラミド ……………… 136	
メドレニック …………………… 135	
メトロニダゾール ………138，141	
モリアミン S ……………68，135	
モリプロン F ……………68，135	
モリヘパミン ……………68，135	

ヤ行

輸液フィルター …………………94	
輸血製剤 ………………………… 124	
溶血 ………………………20，126	

ラ行

ラクテック ………42，48，49，57，	
111，123，134，143	
ラクテック D	
…48，49，57，111，123，134	
ラクテック G……49，57，111，134	
ラクトリンゲル "フソー"……57，134	
ラクトリンゲル M「フソー」…57，134	
ラクトリンゲル S「フソー」…57，134	
ラジカット ……………………… 138	
ラシックス ……………………… 136	
ランソプラゾール ……………… 136	
リクラスト ……………………… 138	
リナセート D…………………57，134	
リナセート F ……………………57	
リハビックス -K ………65，74，135	
リハビックス -K1 号 ……………76	
リハビックス -K2 号 ……………76	
リフィーディング症候群 ………70	
リプラス 1 号…………………35，132	
リプラス 3 号…………………35，132	
リンゲル液 …………42，57，143	
レベチラセタム ………………… 138	
レボドパ ………………………… 136	
レボフロキサシン ………138，140	
ロセフィン ………110，137，140	
ロピオン ………………………… 138	

ワ行

ワンパル ………65，74，135，137	
ワンパル 1 号……………………81	
ワンパル 2 号……………………81	

本書を読み終えたあとの勉強方法

　最後まで読んでいただきありがとうございます。本書に限らず、参考書を読み終えたあとに最初にやるべきことは、なるべく早く2周目を読むことです。最初は理解できなかった文章がわかるようになったり、「なぜこの順番で書いているのか?」など、著者の意図を知ることができます。再読時は、各項目の関連性を意識しながら読むと、新しい発見や面白さを感じることもできます。

　「まえがき」(p.2)でも書きましたが、輸液の学習はとても奥が深いです。本書は要点を絞った記載としているため「もっと細かく知りたい…!」と感じる項目もあったかもしれません。内容を深掘りしたいときは、まず「輸液・薬剤の添付文書」を読むこと、続いて「書籍内に記載している参考文献」を読んでみるのがおすすめです。

　参考文献も初学者向け、中級者向け、上級者向けの参考書、無料でアクセス可能なガイドラインや論文、有料のガイドラインや論文など、幅広くあります。慣れないうちは、知りたい情報にたどり着けず挫折することも多いです。ここでは、本書でも参考にしたガイドラインと輸液関連の書籍を紹介します。

● web で無料公開されているガイドライン

• 日本静脈経腸栄養学会編. 静脈経腸栄養ガイドライン 第3版. 東京, 照林社, 2013. https://minds.jcqhc.or.jp/summary/c00230/

　無料でアクセス可能なガイドラインです。本書でも第3章～第5章、第7章の参考文献として活用させていただきました。輸液の投与速度、栄養状態のアセスメント、静脈カテーテルの感染管理など幅広く学ぶことができます。静脈栄養はもちろん、本書では触れていない「経腸栄養」に関する標準治療も確認することができます。

※上記のガイドラインは執筆時点での情報です。参照の際は、必ず最新のガイドラインをご確認ください。改訂版では、無料公開されない可能性、今後有料になる可能性などがあります。

● 初学者向けの参考書

- 木下佳子監修. これならわかる！ 輸液の基本と根拠. 東京, ナツメ社, 2019.
- 中田徹朗ほか. ホップ・ステップ・パーフェクト！ 輸液はじめて BOOK. 大阪, メディカ出版, 2024.
- 佐藤弘明. 看護の現場ですぐに役立つ「輸液」のキホン. 東京, 秀和システム, 2016.
- 渡辺朔太郎. 先輩ナースが書いた 看護に活かせる輸液ノート. 東京, 照林社, 2017.

● 中級者向けの参考書（下記4冊は、医師向けに書かれている書籍です）

- 佐藤弘明. レジデントのための これだけ輸液. 東京, 日本医事新報社, 2020.
- 栗山とよ子. 医師1年目からのわかる, できる！栄養療法. 東京, 羊土社, 2022.
- 辻本哲郎. ここからはじめる輸液・電解質管理. 東京, 南江堂, 2024.
- 小西康宏ほか. シチュエーションで学ぶ 輸液レッスン. 第3版. 東京, メジカルビュー社, 2021.

● 電解質、酸塩基平衡、血液製剤、看護技術を学ぶ参考書

- 管野慶彦編著. ひと目でなっとく！ 水・電解質・酸塩基平衡. 大阪, メディカ出版, 2024.
- 田中竜馬. 竜馬先生の血液ガス白熱講義150分. 東京, 中外医学社, 2017.
- 医療情報科学研究所編. 看護がみえる vol.2 臨床看護技術. 東京, メディックメディア, 2018.
- 中山有香里. 自分閻魔帳 ズルカン 3. 大阪, メディカ出版, 2020.
- しゅーぞー. "いいね" といわれる新人になる！1年目ナースの教科書. 東京, ナツメ社, 2023.

読者によって、それぞれ必要な情報は異なり、イラストや文体の好みも分かれます。参考書を購入するときは、書店で試し読みをするか、Amazon や出版社の EC サイトなどで目次とサンプルページを確認するのがおすすめです。記載内容はいずれも執筆時点での情報です。書籍によっては、改訂版が出たり、絶版になることもあります。

あとがき
～ ゲーミフィケーションを活用する ～

　本書は学習効率を高めるために、少しだけ「ゲーミフィケーション」を取り入れました。ゲーミフィケーションとは「ゲームの要素やゲームデザインの手法を、ゲーム以外の文脈で使うこと」を指します。普段、あまりゲームをしない人にはピンとこないかもしれませんが、ゲームにはモチベーションを高める仕組みや、問題解決に役立つ要素がたくさん組み込まれています。

試行錯誤した結果：とにかくシンプルに

　スマホのゲームでは、ログインするだけで「ログインボーナス」がもらえるアプリがあります。これはユーザーにゲーム（アプリ）を毎日利用してもらうため、継続して利用することを習慣化してもらうための仕組みです。何らかのサービスやコンテンツを継続して使用してもらうためには、まずはアクセスしてもらう必要があります。本書でもそうした仕組みを取り入れようと、あれこれ試行錯誤しましたが、書籍で行うには限界がありました。機能しない仕組みを無理やり詰め込むと、逆効果になる可能性があるため、シンプルに「プログレスバー」と「チェックリスト」に落ち着きました。

プログレスバーの意図：前進している感覚

　夢中になれるゲームでは「いま自分はどこまで進んでいるのか、次に何をすべきか」を明確にしてくれます。戦闘ゲームでは「HP ゲージを見ると、自分や相手の体力、ダメージがわかる」など、すぐに状況を把握できます。

　SNS の例では、Instagram で新規アカウントを作成すると、最初に設定すべき項目（プロフィール文の作成やアイコン画像の設定など）と、プログレスバーが表示され、推奨される初期設定と進行状況を示してくれます（執筆時点の情報）。

　本書では、書籍全体と各章の進行状況を示すことで、現在地とゴールまでの距離がわかるようにしました。全 7 章で短い構成のため、最初の 1 ～ 2 章を読むだけでゴールまでの距離が近くなり「読み進めている（前進している）感覚」を持つことができます。モチベーションにおいて、前進している感覚はとても重要な要素です。

チェックリストの意図：全体像の把握とフィードバック

「このページで自分は何を学んでいるのか？」を明確にしないまま参考書を読んでいると、気付いたら何度も同じ行を読み直していたり、ただ文字を追うだけの作業になってしまうことがあります。章のはじめにチェックリストを設置することで全体像を把握できるため、目的意識を持って読み進めることができます。

　仕事では、先輩、上司、同僚、患者、家族から何らかのフィードバック（実施したことの評価）を得られますが、読書でフィードバックを得ることは難しいです。どこまで読み進めているのか、どこまで理解しているかを評価できるのは自分しかいません。この解決策として、チェックリストを「前後」に配置しました。「章を読む前の自分」と「章を読み終えたあとの自分」を比較することで、成長を実感することができます。最初はチェックが付かなかった項目でも、章を読み終えるときにチェックが付くと「理解できるようになった、前に進んだ」と脳が認識します。前述したプログレスバーとの相性が良く、自己フィードバック機能として働きます。

　ゲーミフィケーションについて「もっと詳しく知りたい！」という方は、以下の文献を読んでみると勉強になります。仕事や勉強以外でも、新しいスキルを身に付けたいとき、健康的な食生活や運動などの習慣を身に付けたいときにも役立ちます。

（ゲーミフィケーションの参考文献）
1）ジェイン・マクゴニガル. スーパーベターになろう！ ゲームの科学で作る「強く勇敢な自分」. 武藤陽生ほか訳. 東京, 早川書房, 2015.
2）玉木真一郎. ついやってしまう体験のつくりかた：人を動かす「直感・驚き・物語」のしくみ. 東京, ダイヤモンド社, 2019.

※ほかにもたくさんありますが、絶版になってしまった本が多いです。電子版があったり図書館で所蔵されている本もあるため、興味がある方は「ゲーミフィケーション 本」などで検索してみてください。

2025 年 1 月 　　　　　　　　　　　　　　　著者　はっしー

あとがき

　ここまで読んでいただきありがとうございました。そしてお疲れさまでした。あとがきから読む派のあなた、はじめまして。

　わたしは病院に勤務している薬剤師で、輸液は日々扱いつつも奥が深いなぁと常々感じています。執筆ではコラムを担当しましたが、本文の内容についてはできるだけわかりやすい表現になるよう著者のはっしー先生と細部にわたり検討しました。

　新人のとき「注射薬は内服薬と違って間違った内容で投与すると即座に生死に関わりうるから確実に監査をするのだぞお」と上司がよくカツカツ歩きながら耳元でささやいていて、間違いのないようにビクビクしながら病棟へ輸液を払い出していたのを覚えています。

　実際、間違ったオーダーをそのまま投与して何かしらの問題が発生したり、良くない輸液の組み合わせで配合変化が起こったりした事例というのは古今東西より耳に入ってきます。そのような事態を避けるためにも、きちんと自分で判断ができるような知識は身に付けたいですよね。この本が輸液の知識を身に付ける、その最初の一歩となることができれば幸いです。

　さて、この本には「薬剤師さんと一緒に作った」という副題が付いています。平素よりわたしは看護師さんと薬剤師の協働にはとてつもないパワーが秘められていると考えていて、お互い忙しいなかで普段の業務でもさまざまなことを協力して行うことができれば、施設の、ひいては患者さんのより良い未来につながっていくものと信じています。ぜひ一緒にいろいろやりましょう。

　最後に著者のはっしー先生とメディカ出版のみなさまに、またこの本をここまで読んでくれたあなたに、そしてこれから読もうと手にとってくれたあなたに、この場を借りてお礼申し上げます。

2025年1月

著者　大田和季

●著者紹介

はっしー　看護師

北海道出身、関東のシェアハウス在住。准看からの高看卒。2019年頃から、勉強した内容をSNS（X、Instagramなど）で発信し始め、勉強への苦手意識が少しずつ減っていく。SNSでは「難しいことを簡単にまとめる」をテーマに投稿を続け、本書の執筆時点で総フォロワー数は23万人を超える。「20代のうちに、もっと勉強しておけば良かった…」と後悔しながら、今日も参考書とにらめっこしている。

著書に『薬の使い分けがわかる！ ナースのメモ帳』（メディカ出版）がある。

大田 和季（おおた かずき）　薬剤師

北海道出身、北海道在住。新人のときから日々の業務で無限に発生する疑問を夜な夜なブログにまとめて発信していたところ、心優しき編集者さんの目にとまり書籍化を果たす。出版後は燃え尽きて灰になっていたが、最近また息を吹き返していろんな創作活動にいそしんでいるようである。運動不足ぎみなので、よく愛犬に散歩に連れて行ってもらっている。

著書に『薬メモ！ 臨床ギモンの解決ノート』（じほう）、『新薬情報オフライン　新薬の特徴がよくわかる！ 既存薬との比較と服薬指導のポイント』（※執筆協力、金芳堂）　がある。

輸液の違いがわかる！ ナースのメモ帳
－薬剤師さんと一緒に作った輸液のハンド
ブック

2025年3月1日発行　第1版第1刷©
2025年4月10日発行　第1版第2刷

著　者　はっしー
　　　　大田 和季

発行者　長谷川 翔

発行所　株式会社メディカ出版
　　　　〒532-8588
　　　　大阪市淀川区宮原3－4－30
　　　　ニッセイ新大阪ビル16F
　　　　https://www.medica.co.jp/

編集担当　加藤万里絵／木村有希子
装　　幀　伊延あずさ（アスラン編集スタジオ）
イラスト　植月えみり／渡邊真介
組　　版　株式会社明昌堂
印刷・製本　日経印刷株式会社

本書の複製権・翻訳権・翻案権・上映権・譲渡権・公衆送信権
（送信可能化権を含む）は、（株）メディカ出版が保有します。

ISBN978-4-8404-8793-1　　Printed and bound in Japan

当社出版物に関する各種お問い合わせ先（受付時間：平日9：00～17：00）
●編集内容については、編集局 06-6398-5048
●ご注文・不良品（乱丁・落丁）については、お客様センター 0120-276-115

本当に買ってよかったの声続々！

「ナースのメモ帳」シリーズ 第1弾

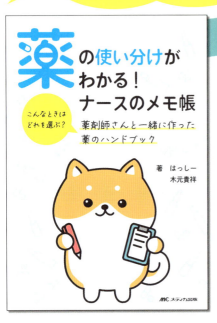

総フォロワー数23万人の「ナースのメモ帳」が1冊に！見開き展開で延べ128薬剤を比較し、場面や患者さんの状態に応じた使い分けがひと目で分かる。ナースがまず知っておきたい情報を、ナース＆薬剤師のペアで分かりやすく解説。「なぜ？」が知りたいときにパッと開けるお守りに！後輩指導にも使える。

薬の使い分けがわかる！ナースのメモ帳
こんなときはどれを選ぶ？
薬剤師さんと一緒に作った薬のハンドブック

著 はっしー／木元貴祥

発行：2023年9月
A5判、224頁
ISBN：978-4-8404-8205-9

いつでも見返して、お守りのように使える！
ナースのための薬のメモ帳

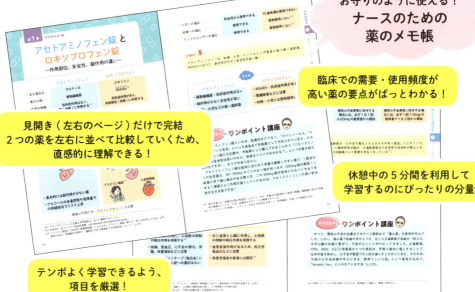

- 臨床での需要・使用頻度が高い薬の要点がぱっとわかる！
- 見開き（左右のページ）だけで完結 2つの薬を左右に並べて比較していくため、直感的に理解できる！
- 休憩中の5分間を利用して学習するのにぴったりの分量
- テンポよく学習できるよう、項目を厳選！